DIETA BASADA EN PLANTAS PARA DEPORTISTAS

Una Nutrición Alta En Proteínas A Base De Plantas Para Alimentar Tus Entrenamientos Manteniendo La Salud Y La Energía. Con Recetas Fáciles, Saludables Y De Alimentos Integrales Para Iniciar Una Alimentación Saludable.

Por Gary Cutler

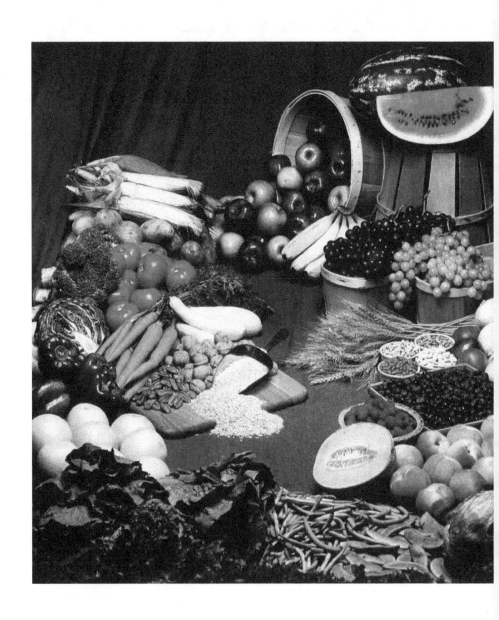

Índice de contenidos

Introducción

Dar prioridad a una dieta basada en plantas no sólo es una opción sostenible y más ética para el medio ambiente, sino que también proporciona al cuerpo humano una serie de antioxidantes, nutrientes y fibra que pueden ayudar a una función inmune saludable, mejorar la digestión y aumentar el estado de alerta y los niveles de energía. La incorporación de alimentos enteros, crudos, sin refinar y sin procesar, proporcionará el mayor beneficio y absorción en el cuerpo sin ningún efecto secundario inmunológico. Muchos productos de origen animal contienen aditivos, estabilizadores, conservantes y hormonas adicionales que aceleran el ciclo de crecimiento natural de las crías de los animales para obtener más productos cárnicos en el mercado. La mayoría de los animales no sólo reciben un trato inhumano antes de ser sacrificados, sino que además son alimentados con granos y piensos modificados genéticamente que también son absorbidos por el cuerpo humano cuando consumimos estos animales. El impacto medioambiental del procesamiento de la carne en las fábricas y en las granjas sobredimensionadas también es muy perjudicial, ya que aumenta las emisiones de gases de efecto invernadero, contamina el agua con los desechos de los animales, libera emisiones de amoníaco y elimina los bosques tropicales y los hábitats naturales poniendo en peligro a muchas especies de plantas y animales. El apoyo a la agricultura vegetal orgánica y sostenible dentro de nuestra propia región local ha estado en auge durante las últimas décadas y nos permite centrarnos en las ofertas estacionales de cultivo basadas en el clima del lugar donde residimos. Lo mejor de todo es que también podemos plantar semillas en nuestro propio jardín o balcón para reducir los residuos, la sobreproducción y eliminar nuestro consumo de toxinas y pesticidas. También es un proyecto creativo y enriquecedor cuidar y cosechar tu propia cosecha a lo largo de las estaciones.

Los alimentos de origen vegetal también incluyen una mayor cantidad de fibra que hace que el cuerpo se sienta lleno durante más tiempo, además de vitaminas y minerales, de los que carecen muchos productos de origen animal. Hay muchas fibras prebióticas en los alimentos de origen vegetal, como las alcachofas, el ajo y las cebollas, que proporcionan una flora intestinal saludable, permitiendo una digestión regular, la regulación del apetito y la disminución de los niveles de azúcar en la sangre. También ayudan a combatir la inflamación que se produce cuando el cuerpo descompone los tejidos durante la recuperación post-entrenamiento. Las verduras de hoja verde, como la hierba de trigo, las espinacas, la col rizada y las acelgas, pueden equilibrar los niveles de pH de la sangre, proporcionando un efecto alcalinizante, y también contienen grandes cantidades de calcio y magnesio. Estos minerales son importantes para mejorar la salud y la densidad de los huesos y crear una mayor relajación en el cuerpo, lo que proporciona un mejor sueño por la noche. Los alimentos de origen vegetal también mejoran su sistema autoinmune con anticuerpos a largo plazo y proporcionan más oxígeno a los tejidos, lo que ayuda a combatir los radicales libres y a prevenir el crecimiento de células cancerosas y tumorales. Minerales como el hierro, el zinc y el selenio, que se encuentran en grandes cantidades en los productos cárnicos, también aparecen en los alimentos de origen vegetal, como los cereales integrales, el jarabe de arce, las nueces de

Brasil, las lentejas, el maíz, los garbanzos, los copos de salvado y las verduras de hoja verde.

Otros beneficios para la salud de consumir una dieta basada en plantas incluyen la pérdida de peso a largo plazo y el control del peso. En general, consumirá menos calorías pero se sentirá más lleno durante más tiempo al consumir alimentos ricos en fibra y proteínas. Las proteínas de origen vegetal también necesitan menos energía y tiempo para ser descompuestas, lo que permite una digestión y un metabolismo más fluido en energía. Mientras que los productos de origen animal, especialmente los que están muy procesados, pueden contener grasas trans que pueden provocar colesterol malo, los productos de origen vegetal no crearán colesterol malo a menos que consuma en exceso los que tienen grasas saturadas, como el aceite de coco o el aceite de maíz.

Chapter 1. ¿Qué es una dieta basada en plantas?

Una dieta basada en plantas no es sinónimo de una dieta vegetariana o vegana. Aunque estos términos se utilizan a menudo indistintamente, no son lo mismo.

Una dieta basada en plantas se centra en consumir proporcionalmente más alimentos de origen vegetal y reducir los alimentos de origen animal. Sin embargo, no implica necesariamente la eliminación de grupos enteros de alimentos y fuentes magras de proteínas. Esto significa que quienes siguen una dieta basada en plantas pueden optar por comer algo de carne.

Por otro lado, ser vegano significa estar estrictamente en contra de los productos animales en cualquiera de sus formas, desde no comer nunca carne ni productos lácteos hasta no patrocinar productos probados en animales y no usar productos animales como el cuero.

Una dieta saludable basada en plantas generalmente hace hincapié en satisfacer sus necesidades nutricionales comiendo más alimentos vegetales enteros, mientras se reduce la ingesta de productos animales. Los alimentos integrales se refieren a los alimentos naturales, sin refinar o mínimamente refinados. Los alimentos vegetales son aquellos que no tienen ingredientes de origen animal, como la carne, los huevos, la miel, la leche y otros productos lácteos.

En cambio, los que siguen una dieta vegetariana pueden seguir comiendo alimentos procesados y refinados. Los vegetarianos pueden incluso comer comida rápida, comida basura y otros aperitivos salados sin sentir culpa.

Una vez que comience con esta dieta, notará una gran diferencia en cómo se siente cada día. Desde el momento en que se levante por la mañana, sentirá que tiene más energía y que no se cansa tan fácilmente como antes. También tendrá más concentración mental y menos problemas relacionados con el estado de ánimo.

En cuanto a la digestión, se dice que una dieta basada en plantas mejora el funcionamiento del sistema digestivo. De hecho, las personas que siguen la dieta confirman menos incidencias de dolores de estómago, hinchazón, indigestión e hiperacidez.

Luego está el beneficio de la pérdida de peso que no podemos olvidar. Dado que una dieta basada en plantas significa comer frutas, verduras y granos enteros que tienen menos calorías y son más bajos en grasa, usted disfrutará de los beneficios de pérdida de peso que algunas otras dietas de moda no son capaces de proporcionar.

Además de ayudar a perder peso, mantiene el peso ideal durante más tiempo porque esta dieta es más fácil de mantener y no requiere la eliminación de ciertos grupos de alimentos.

No se preocupe por no obtener suficientes nutrientes de su ingesta de alimentos. Esta dieta proporciona todos los nutrientes necesarios, incluyendo proteínas, vitaminas, minerales, carbohidratos, grasas y antioxidantes. Y, de nuevo, esto se debe a que no elimina ningún grupo de alimentos, sino que sólo te anima a centrarte más en los productos alimenticios de origen vegetal.

Historia de la dieta basada en plantas

Como puedes imaginar, los humanos han estado consumiendo una dieta basada en plantas antes de la invención de McDonald's y algunas de nuestras otras cadenas de comida rápida favoritas. Para comenzar nuestro viaje, voy a empezar en los tiempos de los cazadores-recolectores. Aunque podríamos remontarnos aún más atrás (¡piensa en el Antiguo Egipto!), creo que es aquí donde una dieta basada en plantas adquiere mayor relevancia.

Caza y recolección

El período de los cazadores-recolectores es donde encontramos las primeras pruebas de la caza. Aunque tenemos una larga historia de consumo de carne, este fue un momento en el que el consumo de carne era muy limitado. Por supuesto, que los humanos coman carne no significa que seamos carnívoros; de hecho, la forma en que estamos construidos nos dice lo contrario. Sí, podemos consumir carne, pero los humanos se consideran omnívoros. Esto se deduce del diseño de nuestras mandíbulas, la velocidad de desplazamiento, el tracto alimentario y el hecho de que no tenemos garras en los dedos. La historia también nos dice que somos omnívoros por naturaleza; sin embargo, la evolución de nuestro cerebro humano nos llevó a convertirnos en cazadores para poder sobrevivir.

La necesidad de cazar no surgió hasta que nuestros antepasados abandonaron las regiones tropicales. Otros lugares influyeron en la disponibilidad de alimentos de origen vegetal. En lugar de soportar el invierno con cantidades limitadas de alimentos, ¡tuvimos que adaptarnos! Por supuesto, debido al hambre, la carne animal se vuelve mucho más atractiva. En esta época, nuestros antepasados no tenían una tienda de comestibles para comprar lo que necesitaban. En su lugar, aprovechaban la oportunidad de cazar y recolectar para mantenerse vivos.

Agricultura

Con el tiempo, dejamos de cazar y recolectar y empezamos a ser agricultores. Aunque esta línea de tiempo es un poco complicada y la historia de la agricultura comenzó en diferentes puntos en diferentes partes del mundo, todo lo que importa es que en algún momento los animales comenzaron a ser domesticados y los productos lácteos, los huevos y la carne se hicieron fácilmente disponibles. Una vez que esto comenzó, los humanos ya no necesitaban cazar ni recolectar porque los agricultores nos proporcionaban todo lo que podíamos desear.

Chapter 2. ¿Cuáles son los beneficios de una dieta basada en plantas?

Adoptar una dieta basada en plantas tiene muchos beneficios. Algunas personas experimentan los efectos positivos del veganismo en las primeras etapas del proceso, mientras que otras notan las ventajas a lo largo de un periodo de tiempo más largo. Los beneficios son comunes y se desarrollan a medida que el cuerpo se acostumbra a los cambios dietéticos.

• La pérdida de peso es una de las principales ventajas de consumir más verduras y alimentos de origen vegetal, ya que contienen grandes cantidades de fibra, lo que aumenta su función metabólica. Los estudios indican que los veganos tienen un índice de masa corporal más bajo y, en general, tienden a ser más delgados. Esto se debe en gran medida al alto nivel de fibra de las verduras y frutas, que constituyen una parte importante de la dieta. La fibra ayuda al cuerpo a procesar y absorber los nutrientes con mayor rapidez y eficacia que las dietas omnívoras o basadas en la carne.

• Una dieta basada en plantas reduce el riesgo de enfermedades cardiovasculares. Si las afecciones cardíacas se dan en su familia como un riesgo genético mayor, puede reducir la probabilidad de sufrir un ataque cardíaco o daños en las arterias comiendo muchas frutas y verduras frescas. Las carnes, y más concretamente las carnes rojas como el cerdo y la ternera, contribuyen a la acumulación de placa en las arterias, lo que repercute en el funcionamiento del corazón. Con el tiempo, esto estrecha las arterias y reduce el flujo sanguíneo, lo que aumenta la presión arterial y el riesgo de sufrir un ataque al corazón.

• Los alimentos veganos reducen la inflamación causada por los alimentos de origen animal, que son altamente ácidos. Las afecciones crónicas, como la artritis, pueden hacer que el cuerpo se hinche por la inflamación, lo que puede provocar dolor en zonas específicas del cuerpo, y esto puede extenderse y empeorar con el tiempo. Aunque la inflamación es la respuesta del cuerpo para luchar contra las infecciones y las enfermedades, puede producirse de forma incorrecta y durante largos periodos de tiempo, lo que provoca un dolor constante. Cuando se vuelve crónico, el tratamiento del dolor se suele prescribir en forma de medicación y modificaciones en la dieta. Los alimentos de origen vegetal proporcionan alivio reduciendo e incluso previniendo o deteniendo la inflamación por completo una vez que el veganismo se convierte en parte habitual de la dieta.

• Se reduce el riesgo de desarrollar diabetes de tipo 2 cuando se pasa de una dieta basada en animales o lacto-ovo vegetariana. De hecho, algunas investigaciones indican que el riesgo de desarrollar diabetes se reduce a la mitad. Si ya te han diagnosticado diabetes, adoptar una dieta vegana es una opción mucho mejor para controlar tus niveles de azúcar. Esto se debe a que las fuentes naturales de azúcar de las frutas y verduras no están procesadas y no son excesivas. Cuando se sigue una dieta basada en animales, se presta menos atención a las fuentes naturales de alimentos en muchos casos, ya que las verduras y otros alimentos pasan a un segundo o tercer plano de importancia en muchas comidas en las que la carne es el elemento principal. Cuando se pasa a una alimentación basada en plantas, la calidad de los alimentos adquiere mayor importancia porque se absorben rápidamente, ya que el cuerpo los digiere con mayor eficacia que los alimentos de origen animal.

- Los estudios han demostrado un menor riesgo de cáncer en las personas que siguen una dieta basada en plantas y evitan los productos animales y lácteos. Estas investigaciones indican una relación entre el consumo de carne roja y el cáncer, debido a la cantidad de grasas trans y carcinógenos que suelen contener estas carnes. Uno de los cánceres más específicos que se previenen con una dieta vegana es el de colon. Los carcinógenos contribuyen a la acumulación de un crecimiento celular anormal, formando el cáncer. De hecho, las proteínas que se encuentran en la carne pueden aumentar el crecimiento de las células cancerosas y acelerar el proceso, mientras que las proteínas veganas o de origen vegetal no tienen el mismo efecto.

- Comer alimentos veganos es mejor para la digestión y favorece la regularidad al tiempo que previene el estreñimiento. Esta es también una gran manera de aumentar su tasa metabólica y funciona bien con una rutina de ejercicio regular. Es prácticamente imposible ser obeso o tener un sobrepeso significativo mientras se sigue una dieta basada en plantas.

- En general, te sentirás mejor y cualquier hinchazón o problema gástrico, incluidos los calambres, suele desaparecer. Una dieta vegana es excelente para las mujeres de todas las edades y puede aliviar los síntomas de los cólicos menstruales y las molestias, así como los efectos secundarios asociados a la entrada en la menopausia. Una dieta basada en plantas tiene todos los ingredientes necesarios para mejorar tu forma de vida, incluyendo tu bienestar mental, físico y psicológico.

Aparte de los beneficios generales de una dieta vegana, hay muchas razones por las que cada vez más atletas se decantan por la alimentación vegetal. Se ha convertido en una forma mucho más fácil de vivir y comer, con todas las nuevas alternativas a la carne y los lácteos y la popularidad general. Estas razones están basadas en la investigación y los efectos, cuando se experimentan, proporcionan muchas ventajas para un estilo de vida activo .

Los beneficios de una dieta vegana son abundantes para los culturistas, los participantes en maratones y todos los demás tipos de atletas. Contrariamente a los mitos y conceptos erróneos sobre la alimentación basada en plantas, existen muchas fuentes de proteínas, calcio, vitaminas y otros nutrientes que favorecen el desarrollo saludable de los músculos y el crecimiento de los tejidos a nivel celular. Una dieta vegana se basa principalmente en alimentos naturales e integrales, dejando poco o ningún espacio para los productos procesados. También es más sencillo preparar y planificar las comidas veganas y disfrutar de las ventajas de crear nuevas y deliciosas recetas y encontrar una amplia gama de opciones más allá de los lácteos y la carne.

¿Cuáles son los beneficios específicos de abandonar los productos de origen animal por una alimentación basada en plantas? En primer lugar, si lleva un estilo de vida físicamente activo, tendrá que aumentar su consumo de calorías. Como atleta, su IMC o peso corporal estará dentro de un rango saludable, y no se recomienda reducir las calorías. Al mismo tiempo, es importante no consumir un número excesivo de calorías, que es donde una dieta vegana proporciona un equilibrio esencial. Si te ciñes a los alimentos de origen vegetal, obtendrás todos los nutrientes y obtendrás la cantidad adecuada de calorías que necesitas para mantener y mejorar tu cuerpo y tu rendimiento deportivo.

Un estilo de vida atlético es una forma saludable de vivir, aunque el riesgo de padecer enfermedades cardíacas puede seguir siendo el mismo si se continúa con una dieta basada en animales. De hecho, el culturismo y otros ejercicios de entrenamiento de fuerza pueden aumentar el tamaño de su corazón y exigirle que funcione más y con más fuerza, lo que puede ser peligroso, especialmente si come una gran cantidad de carne roja y grasas trans que se encuentran en los alimentos procesados. Una dieta basada en plantas reduce este riesgo en cerca de un 40 por ciento, lo cual es significativo y puede ayudarte a evitar la posibilidad de un paro cardíaco en el futuro. También tendrás unas arterias, un flujo sanguíneo y una absorción de nutrientes más saludables, lo que se debe a que tu sangre se vuelve más viscosa o espesa. Cuando esto ocurre, su sangre es capaz de transportar los nutrientes de forma más eficaz por todo el cuerpo. Esto también mantiene los niveles de colesterol bajo control, evitando que se eleven demasiado, lo que puede contribuir a muchos otros problemas de salud. Como los nutrientes se transportan mejor dentro del cuerpo, tendrá un mayor suministro de oxígeno que alimenta los músculos y mejora el rendimiento.

Con una dieta rica en frutas y verduras frescas, las personas que se alimentan de forma vegana consumen más antioxidantes que sus homólogos que siguen una dieta basada en la carne. Por esta razón, están mejor equipados para combatir y prevenir las enfermedades causadas por la producción de radicales libres en el cuerpo. Los radicales libres se producen cuando se consumen alimentos procesados y tóxicos. Pueden dañar e interferir con las funciones naturales del cuerpo, favoreciendo el crecimiento de tumores, células cancerosas y diversas infecciones. Los antioxidantes, en cambio, combaten y evitan el desarrollo de los radicales libres, protegiendo al organismo de ellos. Si aumenta la cantidad de estos nutrientes en su dieta, disfrutará de una gran reducción del riesgo de desarrollar estas afecciones. Las bayas, los cítricos, las verduras de hoja oscura y las granadas son grandes fuentes de antioxidantes. Las semillas de chía son otra fuente excelente y pueden añadirse fácilmente a los batidos y a los postres de origen vegetal.

A medida que te familiarices con todas las opciones de una dieta basada en plantas, junto con estos y otros beneficios, descubrirás que hay muchas opciones útiles para los alimentos veganos, incluyendo un sinfín de recetas e ideas, todas ellas deliciosas y fáciles de preparar.

Cómo prepararse antes de empezar una dieta vegana

Antes de que te sumerjas en el mundo de la alimentación basada en plantas, aquí tienes algunos pasos importantes y sugerencias para mantenerte centrado y tener éxito una vez que empieces:

Es importante que te adaptes a una dieta basada en plantas en tus propios términos y a tu propio ritmo. No todo el mundo puede deshacerse de todos los productos de origen animal en un día y pasarse por completo a la alimentación vegana sin hacer cambios por etapas a lo largo de varias semanas, incluso meses. Cada persona es diferente, y una vez que descubras lo que funciona mejor para ti, podrás hacer esos cambios dentro de tu propio marco de tiempo. Por ejemplo, puedes empezar por reducir la carne o empezar por los lácteos. Recorte los alimentos de origen animal que no come con tanta frecuencia, o elimine un elemento específico a la vez, como la carne de vacuno, el pollo o ciertos productos lácteos.

Cambia los alimentos a base de carne y lácteos por una alternativa vegana cercana. Por ejemplo, si normalmente disfrutas de un sándwich de jamón o un wrap de ensalada de atún, puedes probar el hummus y el tempeh ahumado o el tofu con brotes como una forma sabrosa de pasar a tus opciones veganas. También hay rodajas de queso vegano que tienen sabores similares a sus homólogos lácteos, que se pueden utilizar de la misma manera en subs, envolturas y sándwiches. Un hongo portobello a la parrilla funciona bien en lugar de una hamburguesa de carne, y un guiso de lentejas en lugar de una sopa de carne. Las salsas y pastas para untar a base de humus y berenjena funcionan como excelentes sustitutos de las opciones de mayonesa y queso.

No tenga miedo de probar nuevos alimentos, incluidas las frutas y verduras que suele elegir en sus viajes habituales al supermercado. Compre en mercados de alimentos locales y en tiendas especializadas en productos importados. Pruebe al menos una fruta o verdura nueva cada dos semanas, incluyendo algo que no suela comer. Para algunas personas, esto podría ser berenjena, calabaza o col rizada. Algunas de estas opciones pueden no parecer tan favorables hasta que las utilices en una receta. Descubrirás una nueva y emocionante forma de utilizar los alimentos de origen vegetal. La calabaza, por ejemplo, puede parecer poco apetecible para algunos porque no han experimentado el suave aroma de la sopa de calabaza o como verdura asada. Si al principio no te sientes cómodo probando un nuevo alimento por tu cuenta, busca un restaurante que tenga ese elemento específico en un plato. Los bufés o los restaurantes veganos son un buen comienzo y pueden ofrecer muchas ideas y sabores nuevos que probar, inspirando y ampliando tu paladar.

Familiarízate con todos los alimentos de origen vegetal que aportan nutrientes esenciales y haz que formen parte de tu lista de la compra habitual. Las alubias, los cereales, las verduras, las manzanas, las bayas, los aguacates, los alimentos de soja y otras opciones veganas son una gran base sobre la que construir. Tenga en cuenta las proteínas, los minerales (hierro, cobre, magnesio, etc.), las vitaminas, la fibra y otros nutrientes organizándolos en una tabla o categorías y enumerando los alimentos que contienen una fuente significativa de cada uno, como se indica a continuación:

Proteínas: alubias, soja (tofu, tempeh, miso),

Potasio - plátanos, sandía, patatas

Vitamina C: naranjas, limón, lima, pomelo, pimientos, manzanas

Vitamina B/beta caroteno - zanahorias, calabaza, boniatos/batatas

Antioxidantes - bayas, semillas de chía

Grasas saludables: aguacate, semillas de lino, semillas de cáñamo, aceite de coco, aceite MCT

Hierro: verduras de hoja verde, col, remolacha

¿Tiene usted alergias o sensibilidades alimentarias? Muchas personas las descubren a una edad temprana y, a veces, la intolerancia a ciertos alimentos se desarrolla más tarde. Los cacahuetes, el marisco, los crustáceos y los productos con gluten son alimentos comunes a los que ciertas personas se vuelven alérgicas o deben evitarlos, ya sea por reacciones leves o por consecuencias fatales en algunas raras circunstancias. Toma nota de cualquier sensibilidad que tengas y fíjate en si es o no vegana. Muchas intolerancias están relacionadas con los lácteos porque algunas personas tienen dificultades para digerir la lactosa, que es un azúcar que contiene la leche. Afortunadamente, no tendrás que preocuparte por los alimentos de origen animal que provocan reacciones. Convertirse en vegano significa, con toda probabilidad, reducir el número de alimentos que debe evitar y permitirle probar nuevas opciones.

Piense en los alimentos de origen vegetal que le gustan actualmente y conviértalos en parte de su dieta de inmediato. Esto incluye las comidas que tomas en los restaurantes, las opciones de buffet y los tentempiés que puedes disfrutar sobre la marcha cuando vas al trabajo o a la escuela. Los cereales calientes, la granola, los plátanos, el humus y las galletas saladas, el guacamole y las guarniciones de verduras son ejemplos de lo que ya puede disfrutar y puede seguir incluyendo en su dieta cuando cambie completamente a los alimentos veganos.

Intenta adaptar algunos de tus alimentos favoritos a base de carne o lácteos a versiones veganas, como una salsa de pasta vegetal en lugar de salsa de carne, o tofu al curry en lugar de pollo. Puede que te parezca que lo mejor es tomar como referencia una receta y sustituir elementos específicos por opciones veganas, o si eres un cocinero más experimentado, prueba tus propias creaciones basadas en los platos que te inspiran.

Algunas personas se sienten cómodas con el lacto ovo vegetarianismo, que puede ser un paso hacia el veganismo. El método de alimentación lacto ovo incluye productos lácteos y huevos, sin carne. Para otras personas, la dieta pescatariana funciona bien, ya que les permite comer pescado mientras eliminan todas las demás carnes. Ambas formas de semivegetarianismo son caminos hacia una dieta totalmente vegetal.

Tómese un tiempo de su agenda para explorar los menús veganos, los nuevos restaurantes veganos (suelen ser más comunes de lo que cree, especialmente en las zonas urbanas) y los artículos de alimentación. Aunque algunas versiones veganas del queso, los productos lácteos y la carne pueden parecer poco atractivas al principio, es posible que te sorprenda gratamente la variedad de opciones disponibles. Los días de los sustitutos veganos insípidos y poco apetecibles han quedado atrás, y le espera una gran variedad de mezclas sabrosas, picantes y aromáticas de queso vegano (a base de soja o vegetales), yogures cultivados en coco, opciones a base de frutos secos y leche de soja. Los sustitutos de la carne a base de soja han mejorado mucho hasta el punto de ser indistinguibles de los productos cárnicos reales, como las hamburguesas y los perritos calientes.

Las alubias, las legumbres y los cereales son una forma excelente y nutritiva de mejorar tus comidas y construir una base para ellas. El arroz es uno de los alimentos más versátiles y puede proporcionar la energía necesaria en forma de carbohidratos antes de un torneo o maratón importante. Las lentejas, las alubias rojas, las alubias negras y los garbanzos son grandes fuentes de proteínas y fibra. Utiliza todas las opciones posibles, como la quinoa, el cuscús, la avena, la cebada y muchos otros cereales, ya que aumentarán el valor nutritivo y energético de cada comida. Explora el veganismo a tu manera, y tómate tu tiempo para que te familiarices y te sientas cómodo con el cambio de la alimentación basada en la carne a la basada en las plantas. (Cook Creatively, 2016)

Formas de potenciar los beneficios de una dieta vegana

Para maximizar los beneficios de una dieta basada en plantas, hay algunas prácticas a tener en cuenta. Estas acciones pueden aumentar los beneficios de lo que la alimentación vegana puede hacer por su cuerpo y su salud en general:

● Coma crudo siempre que sea posible. Disfrutar de una comida con verduras salteadas y rehogadas puede ser excelente, pero si puedes, intenta aumentar el número de comidas con opciones de alimentos crudos, como ensaladas, hummus con un puñado de pimientos, pepinos, zanahorias y apio, o una ensalada de frutas. Aprovecha los aderezos de productos crudos en hamburguesas vegetales o hamburguesas de champiñones portobello. Disfruta de una naranja o una manzana entre horas como tentempié o de una granada con los cereales de la mañana.

Añade grasas saludables a tu dieta. Esto incluye las grasas monoinsaturadas y poliinsaturadas, que ayudan a potenciar la función cognitiva y aportan muchos nutrientes. Puedes encontrarlas en los aguacates, el aceite de coco, el aceite de oliva, los frutos secos y las semillas. Incorporar un pequeño puñado de frutos secos y semillas o un aguacate cada día te asegurará obtener la cantidad adecuada de grasas que necesitas en tu dieta. Las semillas de lino y cáñamo también son buenas opciones.

• Para reducir el azúcar en su dieta, utilice la fruta como parte o la totalidad de una opción de postre. Por ejemplo, un mango crudo en rodajas con crema de coco es una opción sabrosa, o prueba con manzanas ligeramente horneadas espolvoreadas con canela. Un cuenco de bayas frescas en leche de almendras con o sin cereales puede ser una excelente opción para el desayuno o un tentempié de mediodía. Si estás a menudo en movimiento, los plátanos y las manzanas son también grandes opciones.

Pruebe un nuevo alimento cada semana o cada dos semanas. Puede tratarse de algo que no hayas probado nunca, como una fruta o verdura exótica poco frecuente, o una semilla o un fruto seco que no se encuentren habitualmente en las tiendas de comestibles. Procure visitar y comprar en mercados de alimentos extranjeros y pregunte si puede probar nuevos alimentos. La jaca, la papaya, la guayaba y el taro son ejemplos de alimentos que están adquiriendo popularidad en la cocina y las recetas veganas.

• Añade un puñado de frutos secos y semillas a tu dieta siempre que necesites un tentempié rápido. Acostumbrarse a tener a mano una fuente de alimentación saludable le facilitará la tarea.

Chapter 3. Dieta vegana frente a la vegetal

Es bastante común que la gente confunda una dieta vegana con una dieta basada en plantas o viceversa. Pues bien, aunque ambas dietas comparten similitudes, no son exactamente iguales. Así que vamos a desglosarlas rápidamente.

Vegano

Una dieta vegana es aquella que no contiene productos de origen animal (lácteos, carne, huevos y productos derivados de los animales, como la miel). Esto significa que no utilizan ni promueven el uso de ropa, zapatos, accesorios, champú y maquillaje que hayan sido fabricados con materiales procedentes de animales. Algunos ejemplos son la lana, la cera de abeja, el cuero, la gelatina, la seda y la lanolina. La motivación de las personas para llevar un estilo de vida vegano suele provenir del deseo de hacer frente y luchar contra el maltrato animal y el mal trato ético de los animales, así como de promover los derechos de los animales.

Dieta basada en plantas

Por otro lado, este tipo de dieta comparte una similitud con el veganismo en el sentido de que tampoco promueve el consumo dietético de productos de origen animal. Esto incluye los lácteos, la carne y los huevos. La idea aquí es hacer una dieta de frutas, verduras, granos enteros, nueces, semillas y legumbres mínimamente procesadas o sin procesar. Por lo tanto, NO habrá galletas Oreo para ti. Los seguidores de la dieta integral basada en plantas suelen estar motivados por los beneficios que aporta a la salud. Se trata de una dieta que tiene muy poco que ver con la restricción de calorías o el recuento de macros, sino sobre todo con la prevención y reversión de enfermedades.

Beneficios de la dieta vegana

Una dieta vegana tiene varios beneficios, especialmente en lo que respecta a la nutrición. Consumirás muchos nutrientes y muchas menos grasas saturadas. Por muy bien que suene, puede ser un reto para alguien que renuncie a los alimentos de origen animal, porque tiene que encontrar fuentes alternativas de proteínas, vitaminas, minerales, hierro y grasas no saturadas. Si no planifican su nueva dieta con cuidado, podrían enfrentarse a ciertos riesgos para la salud.

Las personas que siguen una dieta vegana pueden hacerlo por algo más que por razones de salud. Puede que adopten una postura para promover la protección del medio ambiente y poner fin a la crueldad con los animales.

Beneficios nutricionales:

-Reducción de las grasas saturadas: la dieta vegana tiene menos grasas saturadas que mejoran la salud, especialmente en lo que respecta a las enfermedades coronarias

Más energía: más carbohidratos en una dieta basada en plantas proporcionan energía al cuerpo, fibra: una dieta vegana alta en fibra conduce a un movimiento intestinal más saludable y ayuda en la lucha contra el cáncer de colon

-Antioxidantes: las verduras y las frutas son ricas en antioxidantes que protegen al organismo de algunos tipos de cáncer

-Vitaminas: las vitaminas refuerzan el sistema inmunitario, curan las heridas más rápidamente y benefician a la piel, los ojos, el cerebro y el corazón.

Prevención de enfermedades:

-Enfermedades cardiovasculares: mejorar la salud cardiovascular y prevenir el infarto de miocardio y el ictus

Colesterol: eliminar los alimentos de origen animal significa eliminar el colesterol de la dieta, lo que mejora la salud del corazón

-Presión arterial: la dieta vegana es rica en alimentos integrales, lo que es beneficioso para reducir la presión arterial alta

-Cáncer: el cambio a una dieta vegana revirtió muchas enfermedades como la reducción de las posibilidades de cáncer de próstata, cáncer de colon y cáncer de mama

Artritis: la dieta basada en plantas es muy prometedora para mejorar la salud de las personas que padecen artritis

Beneficios físicos

-Índice de masa corporal (IMC): la dieta sin carnes reduce el IMC, que es un indicador de pérdida de peso saludable

-Pérdida de peso: la dieta vegana elimina los alimentos poco saludables que tienden a provocar un aumento de peso

Piel sana: las vitaminas y otros nutrientes esenciales de los vegetales hacen que la piel esté sana, por lo que los veganos tienen una piel sana.

-Mayor longevidad: los veganos viven de tres a seis años más que las personas que no siguen un estilo de vida vegano o vegetariano

-Olor corporal: eliminar la carne y los productos lácteos de la dieta reduce el olor corporal, y el cuerpo huele mejor

Cabellos y uñas: las personas que siguen una dieta vegana tienen cabellos fuertes y uñas más sanas

-Migrañas y alergias: la dieta vegana es un alivio para las migrañas y reduce los síntomas de alergia, el goteo nasal y la congestión.

Chapter 4. Nutrición vegetal para el deporte

Carbohidratos y grasas: qué son y cómo afectan al rendimiento

Para que los deportistas alcancen el equilibrio energético, también necesitan la cantidad adecuada de proteínas, carbohidratos y grasas. Los macronutrientes proporcionan el combustible para el gasto energético y los deportistas deben consumirlos en cantidades adecuadas. De lo contrario, se limita la disponibilidad de energía.

Rendimiento deportivo y carbohidratos

Los carbohidratos son un nutriente esencial en la dieta de un deportista; permiten que el cuerpo rinda al máximo durante la actividad física por dos razones:

Energía: El cerebro y el cuerpo necesitan energía para funcionar; cuando los carbohidratos se consumen y se digieren, se descomponen en glucosa, que se almacena en los músculos y el hígado y se utiliza como combustible durante la actividad física. Según el doctor Michael Gleeson y el doctor Jeukendrup, varios estudios indican que alimentar el cuerpo con carbohidratos durante 45 minutos o más puede mejorar el rendimiento deportivo y la resistencia.

Aumento de la masa muscular: Cuando hay un suministro limitado de glucosa en el cuerpo, otros nutrientes como la proteína muscular y la grasa se utilizan como energía. Cuando los músculos reciben la cantidad adecuada de carbohidratos, la proteína puede realizar eficazmente su trabajo principal de reparar y reconstruir el tejido muscular, lo que impulsa la ganancia muscular.

Los carbohidratos ayudan a los atletas a rendir al máximo al reponer las reservas de glucógeno muscular, lo que no es posible con una dieta baja en carbohidratos y alta en proteínas.

Grasas: la diferencia entre lo bueno y lo malo

Durante un rendimiento deportivo, la principal fuente de energía del cuerpo proviene de los hidratos de carbono; sin embargo, cuando se realizan entrenamientos de baja intensidad y largos periodos de actividad deportiva, la principal fuente de energía son las grasas.

La grasa es una parte esencial de nuestra dieta; sin embargo, para disfrutar de sus beneficios para la salud, hay que entender la diferencia entre las grasas buenas y las malas. Las grasas procedentes de la carne y los productos lácteos se denominan grasas saturadas, y aumentan la cantidad de colesterol malo (lipoproteína de baja densidad, LDL) en la sangre. Quienes consumen cantidades excesivas de grasas saturadas aumentan el riesgo de padecer enfermedades cardíacas o accidentes cerebrovasculares, afirma la Asociación Americana del Corazón. Una dieta vegana contiene cantidades limitadas de grasas saturadas; éstas se encuentran en alimentos como la manteca de cacao, el aceite de palma y los cocos. Por lo tanto, se aconseja que quienes sigan una dieta basada en plantas se abstengan de consumir alimentos de origen vegetal con alto contenido en grasas saturadas. Si va a consumir estos alimentos, asegúrese de que representan menos del 30% de la grasa que ingiere.

Muchos alimentos de origen vegetal contienen grasas monoinsaturadas, que contribuyen a reducir el colesterol LDL, lo que disminuye el riesgo de infarto y enfermedades cardíacas. Los alimentos que contienen grasas monoinsaturadas son las nueces, las nueces de Brasil y las almendras, el aceite de oliva, los aguacates y el tahini.

A pesar de los efectos negativos de las grasas saturadas, su principal beneficio es que aumentan los niveles de serotonina. La serotonina es una hormona importante que interviene en la regulación del estado de ánimo y se sabe que alivia la depresión, mejora el sueño y reduce la sensación de ansiedad.

Por último, las grasas buenas mejoran la capacidad de absorción de nutrientes del cuerpo, siendo los principales nutrientes las vitaminas A, D y E; como vitaminas liposolubles, el cuerpo no las absorbe sin la ayuda de las grasas saludables. Las vitaminas A, D y E son las responsables de mantener la piel sana, crear hormonas y reforzar el sistema inmunitario.

Cómo consumir grasas saludables en una dieta vegana

Hay muchas formas de consumir grasas saludables en una dieta vegana; he aquí algunas de ellas:

Cocine los champiñones, la calabaza de invierno y las zanahorias en aceite de oliva.

Come frutos secos ricos en grasas insaturadas, como las almendras, después de entrenar. Las grasas insaturadas son capaces de reducir la inflamación; por lo tanto, es probable que experimentes un menor dolor muscular.

Utiliza semillas de lino en lugar de aceite de linaza, ambos son ricos en grasas saludables, pero las semillas de lino también son altas en fibra.

Aumente el consumo de grasas poliinsaturadas para reducir los niveles de colesterol.

Infórmese sobre los alimentos ricos en grasas saludables.

El potencial de las proteínas: por qué son cruciales para los atletas

Una nutrición adecuada es esencial para que los deportistas rindan al máximo. Utilizan cantidades excesivas de energía durante los entrenamientos largos e intensos; el cuerpo también experimenta cambios como el daño muscular. Para que el cuerpo se recupere, necesita un descanso y una nutrición suficientes, lo que permite lo siguiente:

Restauración y crecimiento muscular

Limita la posibilidad de enfermedades y lesiones

Prepara el cuerpo para otro entrenamiento intenso

Para que el cuerpo se recupere, necesita reponer el sudor perdido con electrolitos y líquidos, proteínas para reconstruir y reparar el tejido muscular y carbohidratos para reponer el glucógeno. Cuando se trata de la recuperación, las proteínas son vitales porque los atletas necesitan mucho más que la persona sana media que hace una cantidad limitada de ejercicio.

Proteínas: ¿en qué cantidad?

Los atletas deben consumir proteínas entre 30 y 60 minutos después de un entrenamiento para obtener las máximas reservas de glucógeno y mejorar la síntesis de proteínas musculares. Entre 30 y 60 minutos después de un entrenamiento es el momento perfecto para reponer energía con proteínas y carbohidratos porque las proteínas aceleran el proceso de conversión de los músculos en energía almacenada. Sin embargo, si no puedes repostar durante este periodo de tiempo, asegúrate de ingerir algo de proteína en tus tentempiés y comidas a lo largo del día. Estas son las cantidades recomendadas de proteínas que debes consumir:

1 gramo por kilo: Esta cantidad de proteína te proporciona lo suficiente para construir músculo.

0,82 gramos por kilo: Hay mucha especulación sobre si 0,82 gramos son suficientes proteínas para facilitar el crecimiento muscular; sin embargo, las investigaciones sugieren que sí, pero es la cantidad más baja que deberías consumir.

1,5 gramos: Si te pasas sistemáticamente con tus cheat meals, 1,5 gramos por cada kilo de proteína te beneficiará.

La proteína adicional probablemente no se traducirá en un aumento de las ganancias; sin embargo, el aumento de su consumo de proteínas hará lo siguiente:

Te mantendrá lleno durante más tiempo

Comer más proteínas te obligará a comer menos chatarra porque tus opciones de comida están restringidas

El efecto térmico de los alimentos (TEF) sugiere que las proteínas no tienen 4 kcal por gramo, sino más bien 3,2 kcal por gramo

Si le preocupa su consumo de proteínas, puede obtener todas sus necesidades diarias a través de una dieta equilibrada, basada en plantas y con suficientes calorías. En este libro encontrarás un montón de deliciosas recetas, así como una detallada guía de nutrición.

Besties a base de plantas - Las fuentes de proteínas para un máximo impacto

Lentejas - Las lentejas cocidas contienen los siguientes valores nutricionales por 125 gramos:

Grasa: 0,5 gramos

Carbohidratos: 20 gramos

Fibra dietética: 8 gramos

Proteína 9 gramos

Los beneficios de las lentejas para la salud

Las lentejas son ricas en polifenoles que protegen el cuerpo contra la radiación, los rayos ultravioleta, las enfermedades cardíacas y el cáncer. También ayudan a mantener el peso y la salud digestiva.

Brócoli - El brócoli crudo contiene los siguientes valores nutricionales por 90 gramos:

Grasa: 0,3 gramos

Carbohidratos: 6 gramos

Fibra dietética: 2,4 gramos

Proteínas: 2,6 gramos

Los beneficios del brócoli para la salud

El brócoli contiene varios nutrientes potentes, como la vitamina K, que es esencial para el proceso de coagulación de la sangre, y la vitamina C, un potente antioxidante que protege al organismo de los radicales libres dañinos.

Levadura nutricional - La levadura nutricional cruda contiene los siguientes valores nutricionales por 15 gramos:

Grasa: 0,5 gramos

Carbohidratos: 5 gramos

Fibra dietética: 3 gramos

Proteínas: 8 gramos

Los beneficios para la salud de la levadura nutricional

La levadura nutricional tiene un alto contenido en vitamina B12, que ayuda a regular el sistema nervioso central, potencia la energía, el mantenimiento del sistema digestivo y protege al organismo contra el cáncer de mama, el cáncer de colon y el cáncer de estómago. La levadura nutricional es buena para las personas con diabetes porque no contiene azúcar y, por tanto, se considera un alimento de bajo índice glucémico.

Mantequilla de cacahuete en polvo - La mantequilla de cacahuete cruda en polvo contiene los siguientes valores nutricionales por 13 gramos:

Grasa: 1,5 gramos

Carbohidratos: 5 gramos

Fibra dietética: 1 gramo

Proteínas: 6 gramos

Los beneficios para la salud de la mantequilla de cacahuete en polvo

La mantequilla de cacahuete en polvo contiene menos calorías y grasas que la mantequilla de cacahuete normal, por lo que es beneficiosa para quienes desean reducir su consumo de grasas y calorías. La mantequilla de cacahuete en polvo aporta los mismos beneficios para la salud que la mantequilla de cacahuete. Contiene varios nutrientes que ayudan a mejorar la salud del corazón, como la vitamina E, el magnesio, los ácidos grasos poliinsaturados y los ácidos grasos monoinsaturados. Es una buena fuente de magnesio, potasio y hierro, que mejora la circulación sanguínea.

Semillas de cáñamo - Las semillas de cáñamo crudas contienen los siguientes valores nutricionales por 28 gramos:

Grasa: 12 gramos

Carbohidratos: 3 gramos

Fibra dietética: 3 gramos

Proteínas: 10 gramos

Los beneficios para la salud de las semillas de cáñamo

Las semillas de cáñamo son una potente fuente de ácidos grasos esenciales, como el ácido alfa-linolénico, que es un omega-3. No contienen grasas trans y son bajas en grasas insaturadas. Las semillas de cáñamo contienen una amplia gama de vitaminas y minerales, como la vitamina E, el potasio, el magnesio y el folato. Tienen un alto contenido en ácidos grasos omega-3, que mejoran la salud del corazón y reducen la inflamación.

Quinoa - La quinoa cruda contiene los siguientes valores nutricionales por 219 gramos:

Grasa: 2,4 gramos

Carbohidratos: 25,7 gramos

Fibra dietética: 2,8 gramos

Proteínas: 5,7 gramos

Los beneficios de la quinoa para la salud

La quinoa contiene casi el doble de fibra que la mayoría de los demás cereales. La fibra ayuda a reducir la presión arterial alta y, por tanto, a disminuir el riesgo de sufrir un ataque al corazón. La quinoa tiene un alto contenido en hierro, que ayuda a mantener la salud de nuestros glóbulos rojos. El hierro también potencia la función cerebral porque ayuda a transportar el oxígeno al cerebro. Se sabe que la quinoa alivia las migrañas porque ayuda a relajar los vasos sanguíneos.

Pan integral germinado - El pan integral germinado crudo contiene los siguientes valores nutricionales por rebanada (34 g):

Grasa: 0,5 gramos

Carbohidratos: 15 gramos

Fibra dietética: 3 gramos

Proteínas: 4 gramos

Los beneficios para la salud del pan integral

Los cereales integrales están repletos de nutrientes como antioxidantes, vitaminas del grupo B, magnesio, cobre, zinc y hierro. Los estudios indican que una dieta rica en cereales integrales ayuda a reducir el riesgo de cáncer, obesidad, diabetes de tipo 2 y enfermedades cardíacas.

Tofu - El tofu crudo contiene los siguientes valores nutricionales por cada 85 gramos:

Grasa: 3,5 gramos

Carbohidratos: 2 gramos

Fibra dietética: 1 gramo

Proteínas: 8 gramos

Los beneficios del tofu para la salud

El tofu es una excelente fuente de aminoácidos, calcio, hierro, proteínas y otros micronutrientes. El tofu procede de la proteína de la soja, que ayuda a reducir el colesterol malo. Es bajo en calorías y no contiene gluten. También contiene isoflavonas que protegen al organismo contra la osteoporosis, las enfermedades cardíacas y el cáncer.

Semillas de chía - Las semillas de chía secas contienen los siguientes valores nutricionales para 28 gramos:

Grasa: 8,4 gramos

Carbohidratos: 13 gramos

Fibra dietética: 11 gramos

Proteínas: 6 gramos

Los beneficios de las semillas de chía para la salud

Las semillas de chía tienen un alto contenido en proteínas. Uno de los muchos beneficios de las proteínas es que ayudan a controlar el apetito y, por lo tanto, desempeñan un papel en el proceso de pérdida de peso. Las semillas de chía también son ricas en ácidos grasos omega-3; la combinación de omega-3 y proteínas estabiliza el azúcar en sangre y mejora la salud metabólica.

Alubias Edamame - Las alubias edamame crudas contienen los siguientes valores nutricionales por media taza (75 g):

Grasa: 5 gramos

Carbohidratos: 9 gramos

Fibra dietética: 8 gramos Proteínas: 12 gramos

Los beneficios para la salud de las judías Edamame

Las alubias Edamame tienen un alto contenido en proteínas y un bajo contenido en grasas, y los estudios indican que las personas que siguen una dieta alta en proteínas y baja en grasas consiguen una importante pérdida de peso porque experimentan menos hambre entre comidas.

Tempeh - El tempeh crudo contiene los siguientes valores nutricionales por cada 84 gramos:

Grasa: 6 gramos

Carbohidratos: 8 gramos

Fibra dietética: 5 gramos

Proteínas: 16 gramos

Los beneficios del tempeh para la salud

El tempeh es un producto de soja muy nutritivo que tiene un alto contenido en proteínas, prebióticos y una amplia gama de vitaminas y minerales. El tempeh contiene calcio, pero no contiene lácteos; como el tempeh procede de la soja, contiene isoflavonas, que es un compuesto vegetal natural que ayuda a reducir los niveles de colesterol.

Garbanzos - Los garbanzos crudos contienen los siguientes valores nutricionales por 82 gramos:

Grasa: 2 gramos

Carbohidratos: 22 gramos

Fibra dietética: 6 gramos

Proteínas: 7 gramos

Los beneficios de los garbanzos para la salud

Los garbanzos son bajos en calorías y ricos en proteínas, lo que acelera el proceso de pérdida de peso. También tienen un alto contenido en fibra, y la combinación de proteínas y fibra ayuda a controlar el peso porque suprime el apetito. Los garbanzos también se consideran un alimento de bajo índice glucémico, lo que es beneficioso para el control del azúcar en la sangre.

Cacahuetes - Los cacahuetes crudos contienen los siguientes valores nutricionales por 32 gramos:

Grasa: 16 gramos

Carbohidratos: 6 gramos

Fibra dietética: 2 gramos

Proteínas: 7 gramos

Los beneficios del cacahuete para la salud

Los cacahuetes son bajos en carbohidratos y ricos en nutrientes; contienen grasas poliinsaturadas y monoinsaturadas. Ayudan a mejorar los niveles de colesterol en la sangre, lo que reduce el riesgo de infarto y enfermedades cardíacas. Los cacahuetes están llenos de fibra y proteínas y ayudan a mantener el peso. Además, son un tentempié que satisface.

Almendras - Las almendras crudas contienen los siguientes valores nutricionales por 95 gramos:

Grasa: 47 gramos

Carbohidratos: 21 gramos

Fibra dietética: 12 gramos

Proteínas: 20 gramos

Los beneficios de las almendras para la salud

Las almendras son muy nutritivas y tienen un alto contenido en vitaminas, minerales, antioxidantes y grasas saludables. Las almendras son ricas en vitamina E, un antioxidante liposoluble que protege las células del estrés oxidativo. Varios estudios han relacionado la vitamina E con menores tasas de Alzheimer, cáncer y enfermedades cardíacas.

Espirulina - La espirulina cruda contiene los siguientes valores nutricionales por 10 gramos:

Grasa: 0,8 gramos

Carbohidratos: 2,5 gramos

Fibra dietética: 0,4 gramos

Proteínas: 6 gramos

Los beneficios de la espirulina para la salud

La espirulina contiene potentes antioxidantes que protegen al organismo contra la inflamación, el cáncer y el daño oxidativo. Tiene un impacto positivo en el colesterol, ya que reduce los triglicéridos y el colesterol malo al mismo tiempo que aumenta el colesterol bueno. La espirulina ayuda a disminuir la presión arterial, lo que contribuye a reducir el riesgo de afecciones como los accidentes cerebrovasculares y las enfermedades cardíacas.

Espelta - La espelta cruda contiene los siguientes valores nutricionales por 100 gramos:

Grasa: 2,4 gramos

Carbohidratos: 70 gramos

Fibra dietética: 11 gramos Proteínas: 15 gramos

Los beneficios de la espelta para la salud

La espelta es rica en muchos nutrientes, como niacina, zinc, potasio, magnesio y hierro. Se sabe que ayuda a reducir el colesterol que se absorbe en el torrente sanguíneo. Además, el alto contenido en fibra de la espelta ayuda a reducir la presión arterial. De este modo, se reduce el riesgo de sufrir un accidente cerebrovascular y una enfermedad cardíaca.

Patatas - Las patatas crudas contienen los siguientes valores nutricionales por 1 patata (148 gramos):

Grasa: 0 gramos

Carbohidratos: 26 gramos

Fibra dietética: 2 gramos

Proteínas: 3 gramos

Los beneficios de las patatas para la salud

Las patatas tienen un alto contenido en compuestos como ácidos fenólicos, carotenoides y flavonoides. Desempeñan el mismo papel que los antioxidantes y protegen al organismo contra los radicales libres, reduciendo así el riesgo de padecer enfermedades crónicas como el cáncer, la diabetes y las cardiopatías. El almidón resistente de las patatas también ayuda a mejorar la salud digestiva.

Col rizada - La col rizada cruda contiene los siguientes valores nutricionales por taza:

Grasa: 0,1 gramos

Carbohidratos: 1,4 gramos

Fibra dietética: 0,6 gramos

Proteínas: 0,7 gramos

Los beneficios de la col rizada para la salud

La col rizada es una de las plantas más nutritivas del mundo y contiene 4,5 veces más vitamina C que las espinacas. La vitamina C es un importante antioxidante hidrosoluble necesario para las funciones celulares esenciales. La col rizada es también una de las mejores fuentes del mundo de vitamina K, que es crucial para la coagulación de la sangre.

Setas - Las setas crudas contienen los siguientes valores nutricionales por media taza (48 gramos):

Grasa: 0 gramos

Carbohidratos: 2 gramos

Fibra dietética: 1 gramo

Proteínas: 1 gramo

Los beneficios de las setas para la salud

Las setas son una excelente fuente de ácido fólico. Se dice que ayudan a mejorar la salud de los bebés mientras están en el útero. También tienen un alto contenido de selenio, y los estudios sugieren que protegen contra el deterioro cognitivo, las enfermedades de la tiroides, las enfermedades del corazón y el cáncer.

Seitán: El seitán crudo contiene los siguientes valores nutricionales por 100 gramos:

Grasa: 1,9 gramos

Carbohidratos: 14 gramos

Fibra dietética: 0,6 gramos

Proteínas: 75 gramos

Los beneficios del seitán para la salud

El seitán es una buena fuente de proteínas y tiene pocas calorías; es uno de los pocos sustitutos de la carne que no contiene soja. El seitán tiene un alto contenido en hierro, que aumenta la energía y mejora el rendimiento deportivo.

Chapter 5. Los increíbles beneficios para la salud

Aunque empezar una dieta basada en plantas es una idea excelente y tiene muchos beneficios maravillosos, seamos sinceros, estás aquí principalmente para beneficiarte a ti mismo. Es fantástico que hayas decidido ponerte a ti y a tu salud en primer lugar. Te mereces ser la mejor versión de ti mismo, con un poco de trabajo de campo, ¡lo conseguirás en poco tiempo!

Para algunas personas, una dieta basada en plantas es sólo otra dieta de moda. Hay tantas dietas en el mercado ahora mismo, ¿por qué la dieta basada en plantas es diferente? Si usted está buscando para perder peso, revertir la enfermedad, o simplemente amar a los animales.

Una dieta basada en plantas es mucho más que comer frutas y verduras. Es un estilo de vida en el que se te anima a viajar hacia una mejor versión de ti mismo. A medida que vayas mejorando tus hábitos alimenticios, necesitarás algo que hacer con toda tu nueva energía. Ha llegado el momento de tomar el control de tus hábitos alimenticios y descubrir cómo la comida afecta realmente a nuestra vida diaria. A continuación, encontrarás los increíbles beneficios que te ofrece una dieta basada en plantas.

Reduzca su colesterol

Permítame empezar haciéndole una pregunta: ¿cuánto cree que afecta un huevo a su colesterol? Un huevo al día podría aumentar su colesterol dietético de 97 a 418 mg en un solo día. Se realizó un estudio con diecisiete estudiantes universitarios lacto-vegetarianos. Durante este estudio, se pidió a los estudiantes que consumieran 400kcal en alimentos de prueba junto con un huevo grande durante tres semanas. Durante este tiempo, su colesterol dietético aumentó hasta estas cifras. Para ponerlo en perspectiva, entre 200 y 239 mg/dL se considera un nivel límite.

La siguiente pregunta que deberías hacerte es ¿qué se considera una cantidad saludable de colesterol? La respuesta es cero por ciento. No existe una ingesta tolerable de grasas trans, grasas saturadas ni colesterol. Todas ellas (que se encuentran en los productos animales) aumentan el colesterol LDL. Por suerte, una dieta basada en plantas puede reducir drásticamente tus niveles de colesterol. De este modo, reducirá el riesgo de padecer enfermedades que suelen estar relacionadas con los niveles altos de colesterol. La buena noticia es que tu cuerpo produce el colesterol que necesitas. No es necesario "obtenerlo" de otras fuentes.

Antioxidantes saludables

Desde hace poco, hay un impulso con productos que muestran que son increíblemente saludables debido al hecho de que contienen antioxidantes. Estos son fantásticos, ya que los antioxidantes ayudan a prevenir la circulación de las grasas oxidadas que se acumulan en el torrente sanguíneo. Al consumir más antioxidantes de forma natural en su dieta basada en plantas, esto puede ayudar a reducir la inflamación, bajar la presión arterial, prevenir los coágulos de sangre y disminuir la rigidez de las arterias que pueda tener.

Para ponerlo en perspectiva, una planta puede contener unas sesenta y cuatro veces más antioxidantes en comparación con productos animales como la carne.

Alta ingesta de fibra

Al comenzar una dieta basada en plantas, obtendrá más fibra en su dieta de forma natural. Le sorprenderá saber que, por término medio, cerca del noventa por ciento de los estadounidenses no reciben la cantidad adecuada de fibra. Esto es una mala noticia para la mayoría de la gente, ya que la fibra tiene algunos beneficios muy buenos. Se ha demostrado que la fibra reduce el riesgo de derrame cerebral, obesidad, enfermedades del corazón, diabetes, cáncer de mama y el riesgo de cáncer de colon. Además de estos beneficios, la fibra también ayuda a controlar los niveles de azúcar en la sangre y los niveles de colesterol.

Beneficios del asma

Según los Centros para el Control y la Prevención de Enfermedades, alrededor del diez por ciento de los niños en 2009 tiene asma. Esto significa que en 2009 había más niños que adultos con riesgo de sufrir un ataque de asma. El asma se define como una enfermedad inflamatoria. La pregunta es, ¿qué está causando el aumento del asma? Todo está en la dieta! Según un estudio, tanto los huevos como las bebidas azucaradas se han relacionado con el asma. Por otro lado, tanto las frutas como las verduras parecen tener un efecto positivo en la reducción del asma en los niños que comen al menos dos raciones de verduras al día. De hecho, el riesgo de sufrir un ataque de asma alérgico se redujo en un cincuenta por ciento.

Reducir el riesgo de cáncer de mama

Aunque puede ser difícil precisar el desarrollo del cáncer de mama, parece que hay tres pasos para crear un estilo de vida más saludable para reducir el riesgo de desarrollarlo en primer lugar. En primer lugar, querrá mantener un peso corporal normal. Por suerte, esto se puede conseguir consumiendo una dieta basada en plantas. Además de comer frutas y verduras, también querrá limitar el consumo de alcohol. De este modo, se ha conseguido reducir el riesgo de desarrollar cáncer de mama en un sesenta por ciento. Para poner esto en perspectiva, las personas que comen carne tienen un setenta y cuatro por ciento más de riesgo de desarrollar cáncer de mama en comparación con las que comen más verduras. No sé si a ti te pasa lo mismo, pero a mí no me parece que merezca la pena.

Reducir el desarrollo de cálculos renales

¿Sabía que comer una lata más de atún al día puede aumentar el riesgo de formar un cálculo de calcio en el tracto urinario en la friolera de un doscientos cincuenta por ciento? El riesgo se calcula estudiando la probabilidad relativa de formar un cálculo cuando se ingiere un alto contenido de proteínas animales. La teoría subyacente es que la orina debe ser más alcalina si se quiere reducir el riesgo de desarrollar cálculos. Cuando se consume carne, ésta produce ácido en el cuerpo. Por otro lado, las judías y las verduras reducen el ácido en el cuerpo, lo que conlleva un menor riesgo de desarrollar cálculos renales; ¡ciencia!

Revertir y prevenir la hipertensión y las enfermedades cardíacas

Desgraciadamente, uno de cada tres estadounidenses tiene la presión arterial alta. Los estudios han demostrado que a medida que la dieta se basa en las plantas, esto otorga la capacidad de bajar la tasa de hipertensión. De hecho, ¡hay un descenso del setenta y cinco por ciento entre un omnívoro y un vegano! Parece que una dieta vegetariana establece una especie de protección contra los factores de riesgo cardiometabólico, las enfermedades cardiovasculares y la mortalidad total. Cuando se comparan con una dieta lacto-ovo-vegetariana, las dietas basadas en plantas parecen tener también protección contra la mortalidad cardiovascular, la diabetes de tipo 2, la hipertensión y la obesidad. Se trata de una noticia fantástica, sobre todo si se tiene en cuenta que sólo tres raciones de alimentos integrales parecen reducir significativamente el riesgo de enfermedad cardiovascular en personas de mediana edad. Se trata del mismo beneficio que puede aportar un medicamento para reducir los síntomas.

Controlar y prevenir el cáncer

La grasa de los animales se asocia a menudo con el riesgo de desarrollar cáncer de páncreas. De hecho, por cada cincuenta gramos de pollo que se consumen a diario, el riesgo de desarrollar un cáncer de páncreas aumenta en un setenta y dos por ciento. En este momento, el cáncer de páncreas es el cuarto cáncer que más muertes provoca en el mundo. Es bastante sencillo de evitar si simplemente cambias la carne de vacuno por las alubias.

En el otro extremo del espectro, parece que consumir 70 g más de judías al día puede reducir el riesgo de desarrollar cáncer de colon en un setenta y cinco por ciento. Esto puede deberse al IP que se encuentra en los cereales y las judías. Parece que éste desempeña un papel importante en el control del crecimiento de los tumores, la metástasis y la prevención del cáncer. Además de estos beneficios, el PI en general parece mejorar el sistema inmunológico, reducir el colesterol sérico elevado, prevenir la calcificación y los cálculos renales, así como reducir la actividad patológica de las plaquetas en el cuerpo. Todo esto parece bastante bueno para comer sólo unas pocas judías más y menos carne.

Disminuir la resistencia a la insulina

Nuestro cuerpo es una máquina muy delicada. Cuando la grasa comienza a acumularse en las células musculares, esto interfiere con la insulina. Cuando se produce esta acumulación, la insulina del cuerpo es incapaz de sacar del sistema sanguíneo el azúcar que su cuerpo necesita para obtener energía. Desgraciadamente, el consumo elevado de azúcar empeora esta situación y puede obstruir las arterias por completo. Cuando eliminas la carne de la dieta, esto significa que tendrás menos grasa en tus músculos. Al disminuir estos niveles, ¡podrás evitar la resistencia a la insulina en primer lugar!

Revertir y prevenir la diabetes

En la actualidad, la diabetes es la causa de 750.000 muertes al año. Desde 1990, el número de individuos diagnosticados de diabetes en Estados Unidos se ha triplicado hasta superar los veinte millones de personas. Dentro de este rango, hay ciento treinta y dos mil niños menores de dieciocho años que sufren de diabetes. En 2014, a cincuenta y dos mil personas se les diagnosticó una enfermedad renal terminal debido a la diabetes. En general, Estados Unidos gastó un total de doscientos cuarenta y cinco mil millones de dólares en costes directos de diagnóstico de personas con diabetes. Si estas cifras le parecen abrumadoras, tengo buenas noticias; la dieta basada en plantas puede ayudar con este problema. Si aprendes a incorporar más verduras a tu dieta, el riesgo de desarrollar hipertensión y diabetes disminuye en un setenta y ocho por ciento.

Control de la obesidad y pérdida de peso

En un estudio realizado sobre varios grupos de dieta, se demostró que las judías suelen tener un índice de masa más bajo en comparación con otros individuos. También se demostró que estas personas son menos propensas a la obesidad cuando se las compara con los vegetarianos y los no vegetarianos. Esto puede deberse al hecho de que los individuos basados en plantas tienen un menor consumo de animales y un mayor consumo de fibra. Cuando se reduce la ingesta de calorías para perder peso a un nivel poco saludable, esto tiene la capacidad de conducir a mecanismos de afrontamiento poco saludables como la bulimia y la anorexia. A medida que aprendas a seguir una dieta basada en plantas, te llenarás de alimentos saludables como verduras, frutas, frutos secos y cereales integrales. En ningún momento de esta dieta debes pasar hambre o desear comer más. Todos los alimentos que consumirás suelen ser bajos en grasa y te ayudarán a perder peso.

Huesos más sanos

Uno de los conceptos erróneos más comunes en torno a una dieta basada en plantas es que, debido al hecho de que ya no beberás leche de vaca, te faltará el calcio que tus huesos necesitan para crecer fuertes. Aunque más adelante profundizaremos en este tema, todo lo que necesitas saber ahora es que simplemente no es cierto. Mientras siga una dieta basada en plantas, recibirá muchos nutrientes esenciales como la vitamina K, el magnesio y el potasio; todos ellos mejoran la salud de los huesos.

Una dieta basada en plantas ayuda a mantener una relación ácido-base que es muy importante para la salud de los huesos. Una dieta ácida ayuda a la pérdida de calcio durante la micción. Como has aprendido antes, cuanta más carne consumes, más ácido se vuelve tu cuerpo. Por suerte, las frutas y verduras tienen un alto contenido en magnesio y potasio, lo que aporta alcalinidad a tu dieta.

En la misma línea, las verduras de hoja verde están llenas de vitamina K que necesitas para tus huesos. Los estudios han demostrado que con una cantidad adecuada de vitamina K en su dieta, esto puede ayudar a reducir el riesgo de fracturas de cadera. Junto con estos estudios, la investigación también ha demostrado que los productos de soja que tienen isoflavonas también tienen un efecto positivo en la salud ósea en las mujeres que son posmenopáusicas. Al tener una cantidad adecuada de isoflavonas, esto ayuda a mejorar la densidad mineral ósea, a reducir la resorción ósea y a mejorar la formación ósea en general. En general, una menor pérdida de calcio conduce a reducir el riesgo de osteoporosis, ¡incluso cuando la ingesta de calcio es baja!

Hazlo por los animales

Tanto si te pasas a una dieta basada en plantas por razones distintas de la salud como si no, nunca está de más ser amable y compasivo con otros seres sensibles. Al fin y al cabo, perdonarle la vida a alguien es lo correcto, sobre todo cuando nunca pidió que lo trajeran a este mundo en primer lugar. Desgraciadamente, esta es la razón de ser de la industria láctea y cárnica. Sinceramente, no hay nada de humano en quitar vidas o en la cría de animales.

Por supuesto, esto va más allá de los productos cárnicos. También hay problemas importantes con la industria de los huevos y de los productos lácteos, donde las vacas lecheras son preñadas a la fuerza y luego se les quitan los terneros para que podamos robar su leche. Estos animales tienen sentimientos y emociones al igual que nosotros, ¿qué nos da derecho a utilizarlos por su valor y luego tirarlos como basura cuando ya no nos sirven? Haz un favor a los animales y come más plantas, será mejor para tu conciencia.

En esta misma línea, nunca se sabe lo que va a venir con los productos animales. Hay una gran cantidad de toxinas, dioxinas, hormonas, antibióticos y bacterias que pueden causar algunos problemas de salud graves. De hecho, hay un porcentaje muy alto de carne animal que está contaminada con bacterias peligrosas como E. coli, listeria y Campylobacter. Todas ellas son difíciles de encontrar alguna vez porque estas bacterias viven en la carne, las heces y el tracto intestinal de los animales.

Dado que las bacterias son difíciles de encontrar y matar, esto puede acabar provocando una intoxicación alimentaria. Cada año, el USDA ha informado de que la carne de los animales causa alrededor del setenta por ciento de las intoxicaciones alimentarias al año. Esto significa que hay alrededor de setenta y cinco millones de casos de intoxicación alimentaria al año, cinco mil de los cuales resultan en la muerte.

Hazlo por el medio ambiente

Nos dieron este planeta para vivir, y deberíamos hacer todo lo posible para ayudar a protegerlo. En estos tiempos difíciles, parece que la mitad de la población cree en el cambio climático mientras que la otra mitad lo considera una noticia falsa. Como consumidores de plantas, es nuestro deber hacer nuestra parte para salvar el medio ambiente. Por desgracia, la industria cárnica y agrícola va a ser una bestia difícil de derribar. Dependiendo de la fuente, se ha demostrado que la industria cárnica está detrás de entre el dieciocho y el cincuenta y uno por ciento de la contaminación provocada por el hombre. Esto sitúa a la industria agrícola por delante del transporte en lo que respecta a la contribución de la contaminación al efecto invernadero. En una libra de carne de hamburguesa que usted consume, esto equivale a unos setenta y cinco kg de emisión de CO_2. ¿Sabe qué produce esa cantidad de emisiones de CO_2? ¡Tres semanas de uso de tu coche! Haz tu parte, come más plantas y salva el planeta.

Mejora tu estado de ánimo

Cuando estás haciendo un impacto para salvar a los animales y salvar el medio ambiente, ¡no es de extrañar que tu estado de ánimo mejore! Al empezar a reducir los productos animales, te abstendrás de las hormonas del estrés que esos animales producen mientras van de camino al matadero. Este factor por sí solo tendrá un gran impacto en la estabilidad de su estado de ánimo. Al comer plantas, esto ayuda a las personas a reducir sus niveles de fatiga, hostilidad, ira, depresión, ansiedad y tensión general. La mejora del estado de ánimo puede deberse a los antioxidantes mencionados anteriormente en este capítulo.

Además de estos beneficios añadidos, parece que los alimentos ricos en hidratos de carbono, como el pan de centeno, la avena cortada y el arroz integral, tienen un efecto positivo en los niveles de serotonina del cerebro. La serotonina es muy importante para controlar el estado de ánimo, por lo que una dieta basada en plantas puede ayudar a tratar los síntomas que a menudo se asocian con la depresión y la ansiedad.

Mejoras en la piel y la digestión

Te sorprenderá saber que la piel y la digestión están relacionadas. Si tienes una piel propensa al acné, los lácteos pueden ser los culpables del problema. Si tienes mucho acné, prueba a seguir una dieta basada en plantas. Al comer más frutas y verduras, estarás eliminando los alimentos grasos, como los aceites y los productos animales, que pueden estar causando el acné en primer lugar. Además, las frutas y las verduras suelen ser ricas en agua y pueden aportarte altos niveles de minerales y vitaminas. Al consumir más fibra en tu dieta, esto ayuda a eliminar las toxinas de tu cuerpo y a impulsar la digestión. Cuando esto ocurre, ¡puede desaparecer el acné!

Mejorar el estado físico general

Sucederán cosas sorprendentes a medida que pierdas peso y te limpies desde dentro hacia fuera. Cuando la gente empieza a seguir una dieta basada en plantas, existe la idea errónea de que la falta de productos animales significa una falta de masa muscular y energía. Por suerte, es todo lo contrario. Parece que la carne y los lácteos son más difíciles de digerir. Cuando estos productos son más difíciles de digerir, significa que se necesita más energía para hacerlo. Al consumir más frutas y verduras en una dieta basada en plantas, te sorprenderá la cantidad de energía y fuerza adicional que desarrollarás.

Además de estos beneficios, una dieta basada en plantas le proporciona un montón de proteínas de gran calidad si está buscando construir masa muscular. Al comer legumbres, frutos secos, semillas, vegetales verdes y cereales integrales, consumirás fácilmente los cuarenta o cincuenta gramos de proteína al día que se recomiendan. Por supuesto, este número puede variar, pero dependiendo de tus objetivos, podrás consumir fácilmente muchas proteínas con una dieta basada en plantas.

Es tan fácil

Cuando empieces a seguir una dieta basada en plantas, debes esperar que tus amigos y familiares duden de tus elecciones de vida. Te sorprenderá saber lo fácil que es vivir a base de plantas en la era moderna. Sólo en la tienda de comestibles, hay increíbles opciones basadas en plantas para usted y su familia. Hay muchas opciones de leche, helados, carnes falsas y mucho más. Ahora, ya no estás obligado a cocinar en casa si deseas vivir este estilo de vida. Cada día que pasa, convertirse en una persona basada en plantas es mucho más fácil en comparación con los tiempos anteriores.

Chapter 6. Cómo crear un hábito alimenticio saludable basado en plantas

Un error común entre muchas personas -incluso algunas de la industria de la salud y el fitness- es que cualquiera que cambie a una dieta basada en plantas se convierte automáticamente en súper saludable. Hay toneladas de alimentos basura de origen vegetal que pueden hacer fracasar tus objetivos de salud si los consumes constantemente. Comprometerse con los alimentos saludables es la única manera de conseguir beneficios para la salud. Por otro lado, estos tentempiés de origen vegetal desempeñan un papel importante a la hora de mantener la motivación. Deben consumirse con moderación, con moderación y en pequeños trozos.

Decide lo que significa para ti una dieta basada en plantas Tomar la decisión de estructurar cómo va a ser tu dieta basada en plantas es el primer paso, y te va a ayudar en la transición de tu perspectiva de dieta actual. Esto es algo realmente personal y varía de una persona a otra. Mientras que algunas personas deciden no tolerar ningún producto animal en absoluto, otras se conforman con pequeños trozos de lácteos o carne de vez en cuando. En realidad, eres tú quien decide qué y cómo quieres que sea tu dieta basada en plantas. Lo más importante es que los alimentos integrales basados en plantas deben constituir la mayor parte de tu dieta.

Entender lo que está comiendo Muy bien, ahora que ha conseguido la parte de la decisión, su siguiente tarea va a implicar mucho análisis por su parte. ¿Qué queremos decir con esto? Bueno, sí es la primera vez que pruebas la dieta basada en plantas, puede que te sorprenda la cantidad de alimentos, especialmente los envasados, que contienen productos animales. Te encontrarás cultivando el hábito de leer las etiquetas mientras haces la compra.

Encuentra versiones renovadas de tus recetas favoritas Estoy seguro de que tienes varios platos favoritos que no son necesariamente de origen vegetal. Para la mayoría de la gente, dejar todo eso atrás suele ser la parte más difícil. Sin embargo, todavía hay una forma de llegar a medio camino. Tómese un tiempo para reflexionar sobre lo que le gusta de esas comidas no basadas en plantas. Piensa en el sabor, la textura, la versatilidad, etc., y busca cambios en la dieta integral basada en plantas que puedan satisfacer lo que te falta. Para que te hagas una idea de lo que quiero decir, aquí tienes un par de ejemplos: El tofu desmenuzado o licuado sería un relleno decente tanto en platos dulces como salados, al igual que el queso ricotta en la lasaña. Las lentejas van especialmente bien con los platos salados que suelen asociarse con el pastel de carne y la boloñesa.

En definitiva, cuando esto se ejecuta correctamente, ni siquiera echará de menos sus comidas favoritas no basadas en plantas.

Construir una red de apoyo

Crear cualquier nuevo hábito es difícil, pero no tiene por qué serlo. Búscate algunos amigos, o incluso familiares, que estén dispuestos a llevar este estilo de vida contigo. Esto te ayudará a mantenerte centrado y motivado, a la vez que te proporcionará apoyo emocional y alguna forma de responsabilidad. Puedes hacer cosas divertidas como probar y compartir nuevas recetas con estos amigos o incluso ir a restaurantes que ofrezcan una variedad de opciones basadas en plantas. Incluso puedes ir más allá y buscar grupos locales basados en plantas en las redes sociales para ayudarte a ampliar tus conocimientos y tu red de apoyo.

Chapter 7. Plan de comidas a base de plantas para perder peso

Los atletas veganos deben ser conscientes de lo que comen y de la cantidad que comen para absorber la nutrición necesaria que apoya la función muscular, la reparación, la resistencia, la fuerza y la motivación, ya que estas son cualidades que los atletas profesionales atesoran. Las proteínas ocupan un lugar destacado en la lista de lo que hay que comer (Preiato, 2019). También hay que tener en cuenta las fuentes nutricionales macro y micro de calorías y los aminoácidos, algunos de los cuales pueden necesitar ser complementados. Las proteínas y los carbohidratos tienen un promedio de cuatro calorías por gramo, mientras que las grasas tienen un promedio de nueve calorías por gramo. A partir de ahí, es posible calcular qué cantidad de cada tipo de nutriente debe consumirse al día.

A la hora de planificar su dieta vegana, un deportista debe tener en cuenta sus rutinas de ejercicio, ya que los que hacen gimnasia pueden tener días de alto impacto (como el temido "día de las piernas") y días de menor impacto en los que su cuerpo necesita más nutrientes orientados al trabajo de reparación. Los planes de alimentación de cada deportista se basarán en su edad, peso, nivel de actividad, disponibilidad de alimentos (las verduras y las frutas suelen ser de temporada) y en sus gustos personales. Desde luego, no hay que comer cubos de judías para ser vegano.

Cómo integrar todo en su plan de comidas

A la hora de planificar su dieta vegana, puede tener en cuenta el gráfico anterior, que orienta sus gramos diarios para el vegano medio basándose en una dieta de 1.525 calorías. En el caso de los deportistas, las cantidades aumentarán para adaptarse a las calorías quemadas durante el ejercicio. Así, si quemas 500 calorías corriendo durante una hora, deberás aumentar tu dieta consumiendo 125 gramos adicionales de proteínas o carbohidratos.

A partir del gráfico anterior, es posible planificar las comidas basándose en los gramos diarios por tipo de nutriente. Podrías obtener tu línea base de 160 gramos de proteína de la siguiente manera 1 taza de gluten de trigo (75 gramos), 1 taza de soja (68 gramos) y ½ taza de tofu (20 gramos). Los 100 gramos de carbohidratos podrían obtenerse de: dos rebanadas de pan integral (30 gramos); una fruta, como manzanas, plátanos, naranjas o peras (45 gramos en total); ½ taza de granola (15 gramos), y ½ panecillo inglés (15 gramos). Las necesidades diarias de grasa pueden compensarse comiendo 100 gramos de frutos secos y semillas (quizás con la granola y la fruta, ¡qué rico!).

Los 20 gramos de aminoácidos podrían repartirse entre cualquiera de los alimentos vegetales que se consumen en esta dieta o complementarse mediante un suplemento nutricional o un batido dietético. Estas cantidades se repartirían en tres o más comidas, dependiendo de tu metabolismo y de las horas de entrenamiento. Los aumentos de las cantidades de calorías dependen de tus actividades. Simplemente reajusta los gramos por día en base a esto. (Recuerda la regla rápida: carbohidratos y proteínas (1 gramo=4 calorías) y grasas (1 gramo=9 calorías). Es mejor aumentar el consumo de carbohidratos y proteínas (en combinación) que el de grasas

Consejos para el éxito

Convertirse a la dieta vegana desde una dieta omnívora puede ser, sorprendentemente, un gran choque mental; sin embargo, también hay que tener en cuenta algunos cambios en el sistema digestivo. Los veganos consumen más fibra dietética que la mayoría de los omnívoros, por lo que su intestino puede pasar por etapas en las que se sienta algo hinchado. También necesitarás consumir más agua. Hay muchas proporciones sugeridas, pero la más fácil es trabajar por calorías. Una regla rápida de 1 mililitro de agua por caloría parece bastante fácil de seguir. Teniendo en cuenta que el volumen de tu comida puede aumentar, también es posible que necesites comer bastante antes de lo que lo haría un omnívoro antes de hacer ejercicio. Así, la regla habitual de una hora de ayuno antes de comer puede tener que ampliarse a 90 minutos de ayuno antes de hacer ejercicio.

Considere siempre la posibilidad de añadir variedad a su dieta vegana, ya que esto aumenta la oportunidad de que su cuerpo consuma todos los aminoácidos esenciales, y esto conduce a una mejor síntesis de proteínas (que es esencial para desarrollar el tono muscular y recuperarse de las lesiones). Las comidas a base de plantas son muy saciantes debido a su alto contenido en fibra, aunque es necesario consumir una mayor cantidad para satisfacer las necesidades calóricas. Para no sentirte demasiado saciado, puedes obtener carbohidratos extra comiendo frutos secos y semillas a lo largo del día como tentempié.

Por último, a la hora de dar los últimos toques a su programa de entrenamiento, es esencial que intercalen las sesiones de entrenamiento con el tiempo suficiente para garantizar que sus músculos tengan tiempo para descansar y recuperarse (donde se reconstruyen las reservas de energía, se hidrata el cuerpo y se restablece el equilibrio químico normal de su metabolismo). Los periodos de descanso a corto plazo pueden ser cualquier cosa, desde tomarse unos minutos de descanso antes de pasar a la siguiente actividad de entrenamiento o incluso tomarse el resto del día libre después de una sesión especialmente agotadora. Los atletas profesionales saben que el cuerpo puede ser una máquina, pero es una máquina que también necesita tener "tiempo de inactividad". Puede ser una buena idea llevar un registro de entrenamiento en el que anote lo que ha comido, cuánto tiempo ha ayunado antes de entrenar y cómo se ha sentido durante y después de la sesión de entrenamiento. Esto también te ayudará a evaluar si necesitas añadir más carbohidratos o proteínas a tu dieta, y si necesitas un periodo de descanso más largo antes de pasar a la siguiente actividad de entrenamiento.

Si tienes problemas de fatiga (o temblores) después de actividades extenuantes, puede que necesites aumentar tu consumo de aminoácidos o introducir más zinc y hierro en tu sistema. Después de todo, todos somos únicos, y lo que funciona para otro atleta vegano puede no funcionar para ti. Este registro de entrenamiento también puede permitirte experimentar con la posibilidad de pasar a sesiones de entrenamiento más cortas con periodos de descanso más frecuentes para conseguir el mismo nivel de forma física y desarrollo muscular. No hay dos atletas profesionales que entrenen de la misma manera. Escucha a tu cuerpo y a tu instinto para encontrar una forma que te funcione.

Por último, no olvides dormir lo suficiente. La fatiga mental puede traducirse fácilmente en síntomas físicos. El insomnio también puede estar causado por una deficiencia de magnesio. Esto puede deberse a una actividad extenuante que consume los minerales naturales del cuerpo. Tomar un suplemento de magnesio o comer un poco de chocolate negro o medio plátano antes de dormir puede ayudar a crear un sueño reparador.

Afortunadamente, Internet permite el desarrollo de redes de apoyo para los atletas veganos. Lo que comemos dice mucho de nosotros, y los veganos pueden ser atletas exitosos y de alto rendimiento con planificación y experimentación para encontrar lo que funciona para su cuerpo único.

Chapter 8. Desayunos para motivar y energizar su cuerpo

¿Por qué es importante?

Hay un dicho que describe el desayuno como la comida más importante del día. ¿Por qué es así? Después de una buena noche de sueño, su cuerpo necesita reponerse con niveles saludables para asegurar el buen funcionamiento de los músculos y el cerebro. Además, está parcialmente deshidratado. El glucógeno almacenado en el hígado a través de los hidratos de carbono está agotado. Los niveles de cortisol también son más altos. Se trata de una hormona responsable de la descomposición de los músculos.

Según Tim Ziegenfuss, "saltarse el desayuno merma la coordinación, ahoga la concentración y pone una camisa de fuerza al estado de alerta". Es el presidente de la Sociedad Internacional de Nutrición Deportiva. Además, saltarse el desayuno debilita la fuerza y la resistencia muscular.

El desayuno es lo que pone en marcha tu metabolismo. Es el responsable de quemar las calorías que ingieres a lo largo del día. En cambio, saltarse el desayuno hace que se conserven las calorías. Es un error pensar que omitir el desayuno significa menos calorías porque te arriesgas a tener un índice de masa corporal más alto. El IMC es el índice que se utiliza para determinar el rango de peso saludable de una persona. Se calcula comparando su peso con su altura. Un IMC más alto sugiere que podría tener sobrepeso. Las personas que desayunan suelen estar más delgadas porque empezar el día con proteínas y fibra mantiene la ingesta de alimentos bajo control durante el resto del día.

Otras ventajas de empezar el día con una comida nutritiva son una mayor ingesta de calcio y fibra, el consumo de más frutas y verduras y un mejor rendimiento en la ejecución de tareas. Lo mismo ocurre con el ejercicio. Te da energía, te ayuda a mantenerte concentrado y a hacer las cosas. Desayunar también está relacionado con la reducción de los niveles de colesterol y del riesgo de contraer una enfermedad crónica. Además, facilita las facultades mentales, como la concentración y la memoria.

Sin embargo, quienes no desayunan son más propensos a tomar decisiones alimentarias poco saludables durante el resto del día. También hay un mayor riesgo de desarrollar otros malos hábitos y comportamientos de riesgo.

Los deportistas son conscientes de que la mejor inversión que pueden hacer es su salud. Eso significa que los entusiastas del fitness deben favorecer una comida satisfactoria antes que unos minutos extra de sueño. Decir que no tienes tiempo para desayunar, que no tienes hambre o que no te gusta desayunar son excusas que afectarán a tu rendimiento.

Por ello, los dietistas sugieren que se tome un desayuno más copioso, de entre 500 y 700 calorías. No sólo le proporcionará energía, sino que limitará los antojos y mantendrá el hambre a raya. Por otro lado, si tiene previsto hacer ejercicio a primera hora de la mañana, bastará con medio desayuno. Si lo hace, prolongará su entrenamiento y mejorará su actividad física. Incluso un simple desayuno es mejor que no comer nada.

Avena

¿Qué es la avena? Se considera uno de los cereales más saludables del planeta. Son fuentes de granos enteros y son densos en nutrientes. Además, están repletas de vitaminas y minerales, antioxidantes y fibra. Algunos de los beneficios para la salud que conlleva la incorporación de la avena a la dieta son la reducción del riesgo de enfermedades crónicas, la pérdida de peso y la disminución de los niveles de azúcar en la sangre. La avena es una buena fuente de fibra, proteínas y carbohidratos. Los antioxidantes presentes en la avena reducen la presión arterial.

También contienen fibras solubles que reducen el colesterol, aumentan la saciedad y promueven el crecimiento de bacterias buenas en el intestino.

Una forma popular de consumir avena es en los copos de avena. Aquí tienes una receta básica para hacer avena que puedes personalizar para incluir los ingredientes que más te gusten.

Cacerolas

Si tienes una olla de cocción lenta, ya sabes lo maravillosa que es. Piensa en lo práctico que es que tu comida se cocine durante la noche y esté lista cuando te levantes al día siguiente. Los guisos para el desayuno se pueden hacer con antelación. Como se cocinan en un solo plato, no tendrás que lavar tantos platos. Es rápido y fácil de preparar y está lleno de sabor.

En algunas de nuestras recetas a base de plantas, como ésta, verás la levadura nutricional en la lista de ingredientes. ¿De qué se trata? Es de la misma levadura que se utiliza para elaborar cerveza y hornear, pero con nutrientes añadidos. En esta guía, recomendamos a los veganos que utilicen la levadura nutricional fortificada como fuente de vitamina B-12 que normalmente sólo se encuentra en la carne. Los veganos corren más riesgo de tener una deficiencia de esta vitamina en su dieta. La levadura nutricional se presenta en diferentes formatos, como polvo, gránulos o copos. ¿Por qué es adecuada para ti? Es una proteína completa porque tiene los nueve aminoácidos esenciales. También tiene minerales que ayudan a regular el metabolismo. Además, este alimento tiene antioxidantes y puede reforzar la inmunidad. También ayuda a reducir el colesterol malo.

En esta receta, se utilizará como saborizante de queso, sin los lácteos. Otras formas en las que puede formar parte de su cocina diaria es como condimento sobre las palomitas de maíz, para dar un sabor umami a las sopas o como espesante en las salsas. Sólo una o dos cucharadas de levadura nutricional le proporcionarán la cantidad diaria recomendada de vitamina B12.

Magdalenas

Estas no son las típicas magdalenas de cafetería que se toman con un café para llevar. No, ¡son mucho más saludables! Nuestras magdalenas veganas para el desayuno también son amables con el planeta: muchas recetas de repostería llevan subproductos animales, pero no cuando puedes sustituirlos por un huevo vegano. Simplemente mezcla una cucharada de harina de linaza con 2 ½ cucharadas de agua.

Los cereales de salvado son una gran opción de desayuno para los deportistas. Está repleto de fibra y otros nutrientes como zinc y cobre, selenio y manganeso. Su sabor puede variar entre el dulce y el de las nueces. En las recetas, se utiliza para añadir textura y sabor. El salvado también favorece la digestión, ya que ayuda a regular el movimiento intestinal y reduce el estreñimiento. Es rico en prebióticos, lo que favorece un intestino sano. Comer salvado con regularidad puede reducir el riesgo de padecer ciertos tipos de cáncer y mejorar la salud cardiovascular.

Parfaits de yogur

¿Qué es lo que no puede gustar del yogur? Es cremoso y dulce. Los veganos han encontrado una forma de disfrutar del yogur sin productos lácteos. Esto es gracias a los frutos secos como los anacardos y las almendras, entre otros.

¿Por qué es bueno el yogur vegano? Algunos probióticos ayudan a mantener sano tu tracto digestivo. Los frutos secos utilizados para elaborar la leche no láctea, como las almendras y los anacardos, están llenos de proteínas, fibra y grasas saludables. También contienen calcio, antioxidantes, hierro, magnesio, zinc y vitaminas C y E. Estos nutrientes son beneficiosos para regular los niveles de azúcar en la sangre, disminuyen el colesterol incorrecto y ayudan a quemar grasa de forma más eficiente. El yogur normal puede tener ingredientes como colorantes y aromatizantes artificiales, que no son adecuados para ti. También tiene lácteos, que sabemos que es un alimento responsable de la crueldad animal.

Para hacer un parfait de yogur, basta con alternar capas de yogur con granola y fruta. Es un festín para los ojos, además de nutritivo. Puedes comprar yogur no lácteo en el supermercado. También puedes prepararlo tú mismo. Hay muchas maneras de hacerlo, pero esta será dulce y sencilla.

Pudding

¿Quién dice que el pudín es sólo para el postre? Con los ingredientes adecuados, este tentempié se puede convertir en un desayuno completo que te hará empezar el día.

Dediquemos un minuto a hablar de las semillas de chía. Este superalimento es un elemento importante para incluir en la dieta de un atleta vegano. Tienen ácidos grasos de Omega 3, son una buena fuente de antioxidantes y tienen un alto contenido en hierro, fibra, calcio (18% de su ingesta diaria) y proteínas. En sólo una cucharada de semillas de chía, ¡tienes 5 gramos de fibra! Las semillas de chía también pueden mezclarse con agua para imitar la textura y la humedad de un huevo.

Hay varias formas de consumir este versátil alimento. En crudo, se puede utilizar como cobertura en batidos, cereales de avena y yogur. En agua, las semillas se expanden y adquieren una textura gelatinosa. Esto se debe a que las semillas de chía crecen en volumen. Es bastante impresionante cuando se piensa en cómo esta pequeña semilla puede absorber hasta 27 veces su peso del líquido en el que se sumerge.

Huevos revueltos

Los huevos son un elemento básico en la rutina del desayuno de una persona y son conocidos por proporcionar a los atletas proteínas y otros nutrientes. Le mostraremos cómo los veganos disfrutan de los huevos revueltos hablando del tofu. Este producto procede de la soja. Para preparar el tofu, hay que prensar la leche de soja en un bloque y luego enfriarlo.

La cuajada de leche de soja es lo que lo mantiene unido.

El ofu varía en textura y firmeza. Su origen es chino, pero ha sido adoptado por los países europeos y occidentales para promover una alimentación sana.

El tofu aporta nueve aminoácidos esenciales que el cuerpo necesita para funcionar correctamente. También es una buena fuente de proteínas. Otros nutrientes que hacen del tofu un alimento popular en una dieta vegana son sus otros beneficios para la salud. Es rico en vitamina B1, cobre, zinc, manganeso, magnesio y fósforo.

¿Por qué los atletas veganos adoran los aguacates?

También tienen numerosos beneficios para la salud. Algunos de ellos son las grasas saludables y muchas vitaminas. Los aguacates son buenas fuentes de vitamina B-6, C, E y K. También tienen minerales como el magnesio, el potasio, la riboflavina y la niacina. Se sabe que los alimentos de origen vegetal, como las frutas y las verduras, reducen el riesgo de desarrollar enfermedades crónicas. Los aguacates hacen esto y más. También te dan más energía, controlan el peso y hacen maravillas con tu cutis. Las grasas monosaturadas ayudan a saciar el hambre y a estabilizar los niveles de azúcar en sangre. Los estudios sugieren incluso que los aguacates son beneficiosos para fortalecer su sistema inmunológico.

También son adecuadas para su salud cardiovascular. Esta fruta verde tiene también betacaroteno, que contribuye a una buena visión. La vitamina K de los aguacates favorece la salud de los huesos y puede ayudar a prevenir la osteoporosis. Un nutriente presente en los aguacates, el folato, ayuda a disminuir los síntomas de la depresión. Tiene un alto contenido en fibra y puede facilitar la digestión.

Chapter 9. Alimentos que hay que comer y evitar

¿Por qué seleccionar en las opciones de comida?

Cualquier método que contenga alimentos y dieta viene con una gama definida de opciones de alimentos que puede seleccionar y evitar. Es necesario recoger el tipo correcto de los alimentos que le ayudará a obtener los resultados deseados en el final. Hacer la opción de alimentos es necesario ya que tiene restricciones en el uso de las opciones de la dieta. Cada plan de alimentación define el uso de opciones de alimentos específicos porque todos los alimentos tienen un efecto significativo en su cuerpo. Por lo tanto, es necesario hacer la definición de las opciones de alimentos que usted necesita para utilizar o perder en el plan de alimentación.

Reunión de nutrientes

La necesidad básica de seleccionar las opciones de alimentos es la nutrición. Cuando usted está cortando las otras opciones de alimentos de la tabla de la dieta y se mueve hacia las hierbas y plantas sólo entonces usted necesita para elegir las mejores opciones. Las necesidades de su cuerpo siguen siendo las mismas, mientras que la ingesta es diferente, entonces usted necesita para satisfacer y hacer coincidir todas las necesidades del cuerpo mediante la selección de los nutrientes que pueden ayudar a mejorar con su crecimiento general del cuerpo y su mantenimiento. La dieta basada en plantas le permite obtener todas las opciones necesarias que le ayudan a satisfacer el valor de los nutrientes que su cuerpo necesita.

Conseguir un mejor sabor

Cuando usted está tomando un plan de dieta específica, es difícil conseguir el sabor variante para sus papilas gustativas. Es importante que usted se asegure de elegir las múltiples opciones de alimentos que pueden ayudarle a tener un mejor sabor. La selección de la comida que usted hará es ayudarle con un mejor acercamiento hacia el plan de la dieta y no le aburrirá.

Hacer nuevas combinaciones

Una dieta basada en plantas te ayuda a ponerte en forma, a estar sano y también a mejorar la inmunidad de tu cuerpo. Por el contrario, puede hacer que te sientas mal, ya que sólo utilizarás los productos vegetales, nada más. En este sentido, usted necesita tener una idea acerca de los mejores productos. Estos múltiples y mejores productos le ayudarán a hacer nuevas combinaciones para sus comidas y le ayudarán a progresar bien con su opción de dieta también. Si usted no está prestando atención a las nuevas combinaciones, entonces no será posible para que usted tenga interés continuo en este plan de dieta. Pronto te aburrirás con el plan y querrás dejarlo y eso puede acabar con tus resultados. Es importante ser consistente y mantener su interés en las opciones de alimentos que tiene alrededor con el fin de obtener los mejores resultados.

Alimentos para comer

Si te estás iniciando en la dieta vegana, las restricciones alimentarias pueden parecerte desalentadoras. Esencialmente, limitará sus opciones de alimentos a los basados en plantas. Por suerte, hay una lista muy larga de alimentos que podrás comer mientras sigues esta dieta. A continuación, te presentamos algunos de los alimentos que puedes incluir en tu dieta, para que te adentres en tu viaje vegano, lleno de conocimiento.

Verduras y frutas

Obviamente, las frutas y las verduras van a ocupar un lugar muy importante en su lista. A estas alturas de tu vida, lo más probable es que estés familiarizado con la preparación de algunos de tus platos favoritos de una manera determinada. Cabe señalar que en la dieta vegana, todos los productos lácteos como suero de leche, crema, yogur, mantequilla, queso y leche van a ser eliminados. Con, hay algunas alternativas increíbles como el coco y la soja. Tomará un poco de tiempo para adaptarse, pero usted puede encontrar que usted disfruta de estas alternativas aún más - especialmente porque van a ser mejor para su salud!

Habrá muchas verduras que puedes consumir en la dieta vegana. Será importante que aprendas a equilibrar tus elecciones para que puedas consumir todos los nutrientes que necesitas. Dentro de este capítulo, se le proporcionará una lista de alimentos ricos en proteínas, pero también tendrá que consumir alimentos como la col rizada, el brócoli y la col china para ayudar con los niveles de calcio.

Semillas, frutos secos y legumbres

Como se ha señalado anteriormente, las proteínas van a ser importantes una vez que se eliminen los productos animales de la dieta. La buena noticia es que las legumbres son un maravilloso producto vegetal y bajo en grasa para que los veganos obtengan sus proteínas. Comerás muchas legumbres como cacahuetes, judías pintas, guisantes partidos, judías negras, lentejas e incluso garbanzos. Hay infinidad de formas de consumir estos alimentos en diferentes platos.

También comerás muchas semillas y frutos secos. Ambos alimentos ayudan a proporcionar una cantidad adecuada de proteínas y grasas saludables cuando se consumen con moderación. Hay que tener en cuenta que los frutos secos suelen tener muchas calorías, por lo que si quieres perder peso mientras sigues el estilo de vida vegano, tendrás que limitar tus porciones. Estos alimentos también deben consumirse sin sal ni edulcorantes para obtener mayores beneficios para la salud.

Cereales integrales

Otro alimento que podrás disfrutar mientras sigues una dieta vegana son los cereales integrales. Hay varios productos que podrás disfrutar como el arroz salvaje, el centeno, la quinoa, la avena, el mijo, la cebada, el bulgur y el arroz integral. Puedes incluir estos alimentos en cualquier comida, ya sea el desayuno, el almuerzo o la cena. Hay que tener en cuenta que tendrá que cambiar la forma de servir algunos de sus alimentos favoritos. Tendrás que decir adiós a cualquier producto de origen animal y, en su lugar, tratar de incluir más verduras y aceite de oliva. Puedes seguir tomando tu avena matutina, pero tendrás que hacer el cambio a la leche de almendras o de soja.

Productos alimenticios veganos y sustituciones

En el mercado moderno, verá varios productos aptos para veganos que se han fabricado. Algunos de estos productos incluyen mayonesa vegana, crema batida, hamburguesas de "carne" y otros alimentos congelados. Aunque son estupendos para tenerlos a mano, siguen siendo alimentos procesados. Deberá tener cuidado con los alimentos que tienen azúcar y sales añadidas. Cualquier aditivo excesivo anulará los increíbles beneficios que ofrece la dieta vegana. Aunque, por supuesto, siempre son una opción, debes hacer todo lo posible por ceñirte a los alimentos integrales.

Alimentos que hay que evitar

Aves de corral, carne y marisco

Obviamente, esto es un hecho. Entre estos alimentos se encuentran la codorniz, el pato, el ganso, el pavo, el pollo, la carne salvaje, la carne de órganos, el caballo, la ternera, el cerdo, el cordero y la ternera. Una regla fácil que puedes seguir es que si tiene cara o madre, déjalo fuera.

También tendrás que dejar fuera cualquier tipo de pescado o marisco. Entre ellos se encuentran la langosta, el cangrejo, los mejillones, los calamares, las gambas, las anchoas y cualquier pescado.

Lácteos y huevos

Eliminar los productos lácteos y los huevos de la dieta suele ser una de las partes más difíciles de convertirse en vegano. Cuando no pueda poner su crema favorita en el café, o simplemente hacer una tanda de brownies porque debe usar huevos, notará la gran diferencia. Si desea hacerse vegano, tendrá que encontrar alternativas para el helado, la nata, la mantequilla, el queso, el yogur, la leche y cualquier tipo de huevo.

Ingredientes de origen animal

Los ingredientes de origen animal son los que deben tener cuidado. Te sugiero que aprendas a leer las etiquetas de los alimentos para que puedas estar atento a los ingredientes difíciles. Deberá evitar ingredientes como la goma laca, la cola de pescado, el carmín, la cochinilla, la gelatina, la albúmina de huevo, la lactosa, la caseína y el suero. También evitará la vitamina D3 de origen animal, así como los ácidos grasos omega-3 derivados del pescado.

Chapter 10.   Recetas para el desayuno

Sorprendente granola de almendras y plátano

Porciones: 16

Calorías: 248,9

Tiempo de preparación: 5 minutos

Tiempo de cocción: 70 minutos

Ingredientes:

2 plátanos maduros pelados y troceados

8 tazas de copos de avena

1 cucharadita de sal

2 tazas de dátiles frescos deshuesados y picados

1 taza de almendras fileteadas y tostadas

1 cucharadita de extracto de almendra

La nutrición:

Grasa: 9,4 g

Carbohidratos: 35.9 g

Proteínas: 7,6 g

Direcciones:

Precalentar el horno a 275o F.

Forre dos bandejas para hornear de 13 x 18 pulgadas con papel pergamino.

En una cacerola mediana, añada 1 taza de agua y los dátiles, y llévelos a ebullición. A fuego medio, cocínelos durante unos 10 minutos. Los dátiles estarán blandos y pulposos. Seguir añadiendo agua a la cacerola para que los dátiles no se peguen a la cacerola.

Después de retirar los dátiles del fuego, déjelos enfriar antes de mezclarlos con la sal, el extracto de almendra y los plátanos.

Tendrá un puré suave y cremoso.

Añade esta mezcla a la avena y mézclala bien.

Dividir la mezcla en mitades iguales y repartirla en las bandejas de hornear.

Hornear durante unos 30-40 minutos, removiendo cada 10 minutos aproximadamente.

Sabrá que la granola está lista cuando esté crujiente.

Después de sacar las bandejas del horno, déjelas enfriar. A continuación, añada las almendras fileteadas.

Puedes guardar tu granola en un recipiente hermético y disfrutarla siempre que tengas hambre.

Polenta perfecta con una dosis de arándanos y peras

Porciones: 4

Calorías: 185

Tiempo de preparación: 5 minutos

Tiempo de cocción: 10 minutos

Ingredientes:

2 peras recién descorazonadas, peladas y cortadas en dados

1 tanda de polenta básica caliente

¼ de taza de jarabe de arroz integral

1 cucharadita de canela molida

1 taza de arándanos secos o frescos

La nutrición:

Grasa: 4,6 g Proteínas: 5 g Carbohidratos 6.1 g

Instrucciones: Caliente la polenta en una cacerola mediana y añada los arándanos, las peras y la canela en polvo. Sabrás que el plato está listo cuando las peras estén blandas.Todo el plato estará hecho en 10 minutos.Divide la polenta equitativamente en 4 cuencos. Añade un poco de compota de pera como último toque.

Tocino de Tempeh ahumado a la perfección

Porciones: 10

Calorías: 130

Tiempo de preparación: 5 minutos

Tiempo de cocción: 40 minutos

Ingredientes:

3 cucharadas de jarabe de arce

Paquetes de 8 onzas de tempeh

¼ de taza de salsa de soja o tamari

2 cucharaditas de humo líquido

La nutrición:

Carbohidratos: 17 g

Proteínas: 12 g

Grasa: 1 g

Direcciones:

En un cesto de vapor, cocine al vapor el bloque de tempeh.

Mezcle el tamari, el jarabe de arce y el humo líquido en un bol mediano.

Una vez que el tempeh se enfríe, córtalo en tiras y añádelo a la marinada preparada. Recuerde: cuanto más tiempo marine el tempeh, mejor será su sabor. Si es posible, refrigera toda la noche. Si no, déjalo marinar al menos media hora.

En una sartén, cocine el tempeh a fuego medio-alto con un poco de la marinada.

Una vez que las tiras estén crujientes por un lado, dales la vuelta para que ambos lados se cocinen por igual.

Puedes añadir un poco más de marinada para cocinar el tempeh, pero deben estar bien caramelizados. Cada lado tardará unos 5 minutos en cocinarse.

Disfruta del crujiente tempeh caramelizado con tu salsa favorita.

Deliciosa quiche de coliflor y garbanzos

Raciones: 2-4

Calorías: 156.3

Tiempo de preparación: 10 minutos

Tiempo de cocción: 30 minutos

Ingredientes:

½ cucharadita de sal

1 taza de coliflor rallada

1 taza de harina de garbanzos

½ cucharadita de levadura en polvo

½ calabacín, cortado en medias lunas

1 cucharada de harina de lino

1 taza de agua

1 ramita de romero fresco picado

½ cucharadita de condimento italiano

½ cebolla roja fresca cortada en rodajas

¼ de cucharadita de levadura en polvo

La nutrición:

Grasa: 8,5 g

Carbohidratos: 8.1 g

Proteínas: 7,5 g

Direcciones:

En un bol, combinar todos los ingredientes secos.

Picar la cebolla y el calabacín.

Ralla la coliflor para que tenga una consistencia parecida a la del arroz y añádela a los ingredientes secos. Ahora, añada el agua y mezcle bien.

Añade por último el calabacín, la cebolla y el romero. Tendrá una mezcla grumosa y espesa, pero debería poder introducirla con una cuchara en un molde.

Puedes utilizar un molde de silicona o de metal con fondo desmontable. Ahora pon la mezcla en el molde y presiona suavemente.

La parte superior debe quedar desordenada para que parezca una textura rugosa.

Hornee a 350o F durante aproximadamente media hora. Usted sabrá que su quiche está listo cuando la parte superior esté dorada.

Puede servir la quiche caliente o fría, según sus preferencias.

Sabroso pastel de avena y zanahoria

Raciones: 2

Calorías: 210

Tiempo de preparación: 10 minutos

Tiempo de cocción: 10 minutos

Ingredientes:

1 taza de agua

½ cucharadita de canela

1 taza de copos de avena

Sal

¼ de taza de pasas

½ taza de zanahorias ralladas

1 taza de leche no láctea

¼ de cucharadita de pimienta de Jamaica

½ cucharadita de extracto de vainilla

Coberturas:

¼ de taza de nueces picadas

2 cucharadas de jarabe de arce

2 cucharadas de coco rallado

La nutrición:

Grasa: 11,48 g

Carbohidratos: 10.37 g

Proteínas: 3,8 g

Direcciones:

Poner una olla pequeña a fuego lento y llevar la leche no láctea, la avena y el agua a fuego lento.

Ahora, añade las zanahorias, el extracto de vainilla, las pasas, la sal, la canela y la pimienta de Jamaica. Hay que cocer a fuego lento todos los ingredientes, pero no hay que olvidarse de removerlos. Sabrás que están listos cuando el líquido sea absorbido por todos los ingredientes (en unos 7-10 minutos).

Transfiera el plato espesado a tazones. Puede rociar un poco de jarabe de arce por encima o cubrirlos con coco o nueces.

Este nutritivo cuenco le permitirá empezar el día con energía.

Tarta de cebolla y champiñones con una buena corteza de arroz integral

Porciones: 6

Calorías: 245,3

Tiempo de preparación: 10 minutos

Tiempo de cocción: 55 minutos

Ingredientes:

1 ½ libras de setas: botón, portabella o shiitake

1 taza de arroz integral de grano corto

2 ¼ tazas de agua

½ cucharadita de pimienta negra molida

2 cucharaditas de mezcla de hierbas

1 cebolla grande dulce

7 onzas de tofu extrafuerte

1 taza de leche natural no láctea

2 cucharaditas de cebolla en polvo

2 cucharaditas de salsa de soja o tamari baja en sodio

1 cucharadita de melaza

¼ de cucharadita de cúrcuma molida

¼ de taza de vino blanco o jerez para cocinar

¼ de taza de tapioca o arrurruz en polvo

La nutrición:

Grasa: 16,4 g

Proteínas: 6,8 g

Carbohidratos: 18.3 g

Direcciones:

Cocer el arroz integral y reservarlo para su uso posterior.

Corta las cebollas en tiras finas y saltéalas en agua hasta que estén blandas. A continuación, añade la melaza y cocínalas durante unos minutos.

A continuación, se saltean las setas en agua con la mezcla de hierbas. Una vez que las setas estén cocidas y sean blandas, añada el vino blanco o el jerez. Cocer todo durante unos minutos más.

En una batidora, combina la leche, el tofu, el arrurruz, la cúrcuma y la cebolla en polvo hasta obtener una mezcla homogénea

En un plato para tartas, cree una capa de arroz, extendiéndola uniformemente para formar una corteza. El arroz debe estar caliente y no frío. Será más fácil trabajar con el arroz caliente. También puede utilizar un rodillo de pastelería para obtener una corteza uniforme. Con los dedos, presione suavemente los lados.

Tome la mitad de la mezcla de tofu y de los champiñones y colóquelos con una cuchara sobre el plato de la tarta. Alise el nivel con su cuchara.

Ahora, cubra la capa con cebollas y luego con la mezcla de tofu. Puedes volver a alisar la superficie con la cuchara.

Espolvorear un poco de pimienta negra por encima.

Hornea el pastel a 350o F durante unos 45 minutos. Hacia el final, puede cubrirlo sin apretar con papel de aluminio. Esto ayudará a que la corteza se mantenga húmeda.

Deja que la masa de la tarta se enfríe para poder cortarla. Si te gustan los platos vegetarianos, es imposible que no te guste esta tarta.

Si tiene invitados, seguro que se maravillarán con su increíble pastel de setas con una fina corteza de arroz integral.

Sabrosas magdalenas de avena

Porciones: 12

Calorías: 133

Tiempo de preparación: 10 minutos

Tiempo de cocción: 20 minutos

Ingredientes:

½ taza de agua caliente

½ taza de pasas

¼ de taza de linaza molida

2 tazas de copos de avena

¼ de cucharadita de sal marina

½ taza de nueces

¼ de cucharadita de bicarbonato de sodio

1 plátano

2 cucharadas de canela

¼ de taza de jarabe de arce

La nutrición:

Grasa: 2 g

Carbohidratos: 27 g

Proteínas: 3 g

Direcciones:

Bata la linaza con el agua y deje que la mezcla repose durante unos 5 minutos.

En un procesador de alimentos, mezcle todos los ingredientes junto con la mezcla de linaza. Bata todo durante 30 segundos, pero no cree una sustancia suave. Para crear galletas de textura rugosa, es necesario tener una masa semigruesa.

Poner la masa en moldes para magdalenas y colocarlos en un molde para magdalenas. Como esta es una receta sin aceite, necesitarás moldes para magdalenas. Hornea todo durante unos 20 minutos a 350 grados.

Disfruta de las galletas recién hechas con un vaso de leche caliente.

Tortilla con harina de garbanzos

Porciones: 1

Calorías: 150

Tiempo de preparación: 10 minutos

Tiempo de cocción: 20 minutos

Ingredientes:

½ cucharadita de cebolla en polvo

¼ de cucharadita de pimienta negra

1 taza de harina de garbanzos

½ cucharadita de ajo en polvo

½ cucharadita de bicarbonato de sodio

¼ de cucharadita de pimienta blanca

1/3 de taza de levadura nutricional

3 cebollas verdes finamente picadas

4 onzas de setas salteadas

La nutrición:

Grasa: 1,9 g

Carbohidratos: 24.4 g

Proteínas: 10,2 g

Direcciones:

En un bol pequeño, mezclar la cebolla en polvo, la pimienta blanca, la harina de garbanzos, el ajo en polvo, la pimienta blanca y negra, el bicarbonato y la levadura nutricional. Añade 1 taza de agua y crea una masa suave.

A fuego medio, se pone una sartén y se añade la masa de la misma manera que se cocinan las tortitas. Sobre la masa, espolvorea un poco de cebolla verde y champiñones. Dale la vuelta a la tortilla y cocínala uniformemente por ambos lados.

Una vez que ambos lados estén cocidos, sirve la tortilla con espinacas, tomates, salsa picante y salsa. Disfruta de una comida sin culpa.

Un brindis para recordar

Porciones: 4

Calorias: 290

Tiempo de preparación: 10 minutos

Tiempo de cocción: 15 minutos

Ingredientes:

1 lata de alubias negras

Una pizca de sal marina

2 tostadas de pan integral

¼ de cucharadita de especia de chipotle

Una pizca de pimienta negra

1 cucharadita de ajo en polvo

1 lima recién exprimida

1 aguacate fresco cortado en dados

¼ de taza de maíz

3 cucharadas de cebolla finamente picada

½ tomate fresco picado

Cilantro fresco

La nutrición:

Grasa: 9 g

Carbohidratos: 44 g

Proteínas: 12 g

Direcciones:

Mezcle el picante de chipotle con los frijoles, la sal, el ajo en polvo y la pimienta. Añade el zumo de lima. Hierve todo esto hasta que tengas una mezcla espesa y con almidón.

En un bol, mezcla el maíz, el tomate, el aguacate, la cebolla roja, el cilantro y el zumo del resto de la lima. Añade un poco de pimienta y sal.

Tostar el pan y extender primero la mezcla de alubias negras y después la de aguacate.

Un bocado de bondades saludables.

Panini sabroso

Porciones: 1

Calorías: 850

Tiempo de preparación: 5 minutos

Ingredientes:

¼ de taza de agua caliente

1 cucharada de canela

¼ de taza de pasas

2 cucharaditas de cacao en polvo

1 plátano maduro

2 rebanadas de pan integral

¼ de taza de mantequilla de cacahuete natural

La nutrición:

Grasa: 34 g Hidratos de carbono 112 g Proteínas: 27 g

Instrucciones:En un bol, mezcle la canela, el agua caliente, las pasas y el cacao en polvo.

Unta la mantequilla de cacahuete en el pan.Corta los plátanos y ponlos sobre la tostada.Mezcla la mezcla de pasas en una batidora y extiéndela sobre el sándwich.

Increíble batido de arándanos

Raciones: 2

Calorías: 220

Tiempo de preparación: 5 minutos

Ingredientes:

½ aguacate

1 taza de arándanos congelados

1 taza de espinacas crudas

Una pizca de sal marina

1 taza de leche de soja o de almendras sin azúcar

1 plátano congelado

La nutrición:

Grasa: 9 g

Carbohidratos: 32 g

Proteínas: 5 g

Direcciones:

Mezclar todo en una batidora potente hasta obtener un batido suave y cremoso.

Disfruta de tu batido saludable y comienza tu mañana con una nota fresca.

Chapter 11.   Recetas para el almuerzo

Boniatos rellenos

Tiempo de preparación: 30 minutosTiempo de cocción : 1 hora 16 minutosServicios : 3

Ingredientes:

½ taza de frijoles negros secos

3 batatas pequeñas o medianas

2 cucharadas de aceite de oliva

1 pimiento rojo grande, sin hueso, picado

1 pimiento verde grande, sin hueso, picado

1 cebolla amarilla dulce pequeña, picada

2 cucharadas de ajo picado o en polvo

1 paquete de 8 onzas de tempeh, cortado en cubos de ¼".

½ taza de salsa marinara

½ taza de agua

1 cucharada de chile en polvo

1 cucharadita de perejil

½ cucharadita de cayena

Sal y pimienta al gusto

Direcciones:

Precaliente el horno a 400°F.

Utilizar un tenedor para hacer varios agujeros en la piel de los boniatos.

Envuelve los boniatos bien con papel de aluminio y mételos en el horno hasta que estén blandos y tiernos, o durante unos 45 minutos.

Mientras se cocinan los boniatos, calentar el aceite de oliva en una sartén profunda a fuego medio-alto. Añade las cebollas, los pimientos y el ajo; cocina hasta que las cebollas estén tiernas, durante unos 10 minutos.

Añade el agua, junto con las judías cocidas, la salsa marinara, la guindilla en polvo, el perejil y la cayena. Llevar la mezcla a ebullición y luego bajar el fuego a medio o bajo. Cocer a fuego lento durante unos 15 minutos, hasta que el líquido haya espesado.

Añade los dados de tempeh y caliéntalos hasta que se calienten, aproximadamente 1 minuto.

Mezclar con sal y pimienta al gusto.

Cuando las patatas hayan terminado de hornearse, sácalas del horno. Haz un corte en la parte superior de cada una, pero no partas las patatas por la mitad.

Cubre cada patata con una cucharada de la mezcla de judías, verduras y tempeh. Colocar las patatas rellenas de nuevo en el horno caliente durante unos 5 minutos.Servir después de enfriar durante unos minutos, o, guardar para otro día!

Valor nutricional por porción: Calorías: 498, Carbohidratos: 55,7 g, Grasas: 17,1 g, Proteínas: 20,7 g.

Macarrones con queso veganos

Tiempo de preparación: 10
minutosTiempo de cocción 30
minutosServicios
: 4

Ingredientes

6 oz. de codos de macarrones integrales cocidos

1 ½ tazas de brócoli, ligeramente cocido

1 ½ cucharadas de aceite de oliva virgen extra

1 cebolla amarilla picada,

1 patata mediana, rallada

2dientes de ajo picados

½ cucharadita de ajo en polvo

½ cucharadita de cebolla en polvo

½ cucharadita de mostaza en polvo

½ cucharadita de sal

¼ cucharadita de copos de pimienta roja

½ taza de anacardos crudos

1 taza de agua

¼ de taza de levadura nutricional

2 cucharaditas de vinagre de sidra de manzana

Direcciones:

Remojar los anacardos en agua caliente durante al menos 4 horas

Colocar el brócoli cocido y la pasta en un bol grande.

Poner una cacerola grande a fuego medio y añadir el aceite.

Añadir la cebolla y rehogar durante 6 minutos hasta que esté blanda.

Añade una pizca de sal, la patata, el ajo, el ajo en polvo, la cebolla, la mostaza en polvo y los copos de pimienta roja. Remover bien y dejar cocer un minuto más.

Añadir los anacardos y el agua y remover. Cocer a fuego lento durante 5-8 minutos hasta que las patatas se hayan cocido.

Verter en una batidora, añadir la levadura nutricional y el vinagre y batir hasta que esté suave.

Añada lentamente el agua hasta que la salsa alcance la consistencia deseada.

Verter sobre la pasta y el brócoli, remover bien y disfrutar.

Valor nutricional por porción: Calorías: 506, Carbohidratos: 58g, Grasas: 21g, Proteínas: 18g

Tempeh satay con arroz de coliflor

Tiempo de preparación: 60

minutosTiempo de cocción

: 15 minutosServicios

: 4

Ingredientes:

¼ de taza de agua

4 cucharadas de mantequilla de cacahuete

3 cucharadas de salsa de soja baja en sodio

2 cucharadas de azúcar de coco

1 diente de ajo picado

½ pulgada de jengibre picado

2 cucharaditas de vinagre de arroz

1 cucharadita de copos de pimienta roja

4 cucharadas de aceite de oliva

2 paquetes de 8 onzas de tempeh, escurridos

2 tazas de arroz de coliflor

1 taza de col morada, cortada en dados

1 cucharada de aceite de sésamo

1 cucharadita de néctar de agave

Direcciones:

En un cuenco grande, combine los ingredientes de la salsa y bátalos hasta que la mezcla esté suave y se hayan disuelto los grumos.

Cortar el tempeh en cubos de ½ pulgada y ponerlos en la salsa, revolviendo para asegurarse de que los cubos se cubran bien.

Coloque el recipiente en la nevera para marinar el tempeh durante un máximo de 3 horas.

Antes de que el tempeh termine de marinarse, precaliente el horno a 400°F.

Extiende el tempeh en una sola capa sobre una bandeja de horno forrada con papel pergamino o ligeramente engrasada con aceite de oliva.

Hornee los cubos marinados hasta que estén dorados y crujientes, unos 15 minutos.

Calentar el arroz de coliflor en una cacerola con 2 cucharadas de aceite de oliva a fuego medio hasta que esté caliente.

Enjuague el bol grande con agua y luego mezcle la col, el aceite de sésamo y el agave.

Sirve en un plato una cucharada del arroz de coliflor cubierto con la col marinada y el tempeh cocido y disfruta. O bien, guárdalo para más tarde.

Valor nutricional por porción: Calorías: 531, Carbohidratos: 31,7 g, Grasas: 33 g, Proteínas: 27,6 g.

Quesadillas de boniato

Tiempo de preparación: 30

minutosTiempo de cocción

: 1 hora 9 minutosServicios

: 3

Ingredientes:

1 taza de frijoles negros secos

½ taza de arroz seco a elección

1 batata grande, pelada y cortada en dados

½ taza de salsa

3-6 envoltorios de tortilla

1 cucharada de aceite de oliva

½ cucharadita de ajo en polvo

½ cucharadita de cebolla en polvo

½ cucharadita de pimentón

Direcciones:

Precaliente el horno a 350°F.

Forrar un molde para hornear con papel pergamino.

Rociar los cubos de boniato con aceite de oliva. Transfiera los cubos a la bandeja de hornear.

Hornear las patatas hasta que estén tiernas, durante aproximadamente 1 hora.

Deja que las patatas se enfríen durante unos 5 minutos y luego añádelas a un bol grande con la salsa y el arroz cocido. Utiliza un tenedor para aplastar los ingredientes hasta conseguir una mezcla bien combinada.

Calienta una cacerola a fuego medio-alto y añade la mezcla de patatas y arroz, las alubias negras cocidas y las especias a la cacerola.

Cocinar todo durante unos 5 minutos o hasta que esté bien caliente.

Coge otra sartén y ponla a fuego medio-bajo. Coloca una tortilla en la sartén y rellena la mitad con una cucharada colmada de la mezcla de patatas, judías y arroz.

Doble la tortilla hasta la mitad para cubrir el relleno y cocine hasta que ambos lados estén dorados, unos 4 minutos por lado.

Sirve las tortillas con un poco de salsa adicional al lado.

Valor nutricional por porción: Calorías: 329, Carbohidratos: 54,8 g, Grasas: 7,5 g, Proteínas: 10,6 g.

Tofu picante a la parrilla con verduras de Szechuan

Tiempo de preparación: 3

minutosTiempo de cocción

: 12 minutosRaciones

: 2

Ingredientes

1 libra de tofu firme, congelado y descongelado

3 cucharadas de salsa de soja

2 cucharadas de aceite de sésamo tostado

2 cucharadas de vinagre de sidra de manzana

1 diente de ajo picado

1 cucharadita de jengibre fresco rallado

¼ de cucharadita de copos de pimienta roja

Para las verduras...

1 cucharada de aceite de sésamo tostado

1 libra de judías verdes frescas, recortadas

1 pimiento rojo en rodajas

1 cebolla roja pequeña, cortada en rodajas

1 cucharadita de salsa de soja

2 cucharadas de salsa Szechuan

1 cucharadita de almidón de maíz

Direcciones:

Empieza cortando el tofu en rodajas de ½" y colócalas en una fuente de horno poco profunda.

Coge un bol pequeño y añade los ingredientes de la marinada. Remueve bien y vierte sobre el tofu.

Poner en la nevera durante al menos 30 minutos.

Precaliente la parrilla a temperatura media y ase el tofu hasta que esté firme.

Llena una olla con agua y ponla a fuego medio.

Llevar a ebullición y añadir las judías.

Blanquear durante 2 minutos y luego escurrir y enjuagar.

Coge un bol pequeño y añade el almidón de maíz y una cucharadita de agua fría.

Ponga una sartén a fuego medio, añada el aceite y luego las judías, los pimientos rojos y las cebollas. Revuelva bien.

Añadir la salsa de soja y la salsa Szechuan y cocinar durante un minuto más.

Añadir la mezcla de almidón de maíz y volver a remover.

Sirve las verduras y el tofu juntos.

Valor nutricional por porción: Calorías: 297, Carbohidratos: 9g, Grasas: 20g, Proteínas: 24g

Fajitas veganas

Tiempo de preparación: 30
minutosTiempo de cocción
: 19 minutosServicios
: 6

Ingredientes:

1 taza de frijoles negros secos

1 pimiento verde grande, sin semillas, cortado en dados

1 chile poblano, sin semillas, cortado en rodajas finas

1 aguacate grande, pelado, sin hueso y triturado

1 cebolla dulce mediana, picada

3 champiñones portobello grandes

2 cucharadas de aceite de oliva

6 envoltorios de tortilla

1 cucharadita de zumo de lima

1 cucharadita de chile en polvo

1 cucharadita de ajo en polvo

¼ cucharadita de pimienta de cayena

Sal al gusto

Direcciones:

Cocine los frijoles negros como se recomienda.

Calentar 1 cucharada de aceite de oliva en una sartén grande a fuego alto.

Añade los pimientos, los chiles poblanos y la mitad de las cebollas.

Mezcle el chile en polvo, el ajo en polvo y la pimienta de cayena; añada sal al gusto.

Cocinar las verduras hasta que estén tiernas y doradas, unos 10 minutos.

Añade las alubias negras y continúa la cocción durante 2 minutos más; luego retira la sartén del fuego.

Añade los champiñones portobello a la sartén y baja el fuego. Espolvorear los champiñones con sal.

Remover los ingredientes a menudo y cocinar hasta que los champiñones se hayan reducido a la mitad de su tamaño, unos 7 minutos. Retira la sartén del fuego.

Mezclar el aguacate, la cucharada restante de aceite de oliva y el resto de las cebollas en un bol pequeño para hacer un guacamole sencillo. Unte el guacamole en una tortilla con una cuchara y luego cubra con una generosa porción de la mezcla de champiñones.

Valor nutricional por ración: Calorías: 264, Carbohidratos: 27,7 g, Grasas: 14 g. Proteínas: 6,8 g

Pizza increíblemente sabrosa

Tiempo de preparación: 1 hora y 10 minutos

Tiempo de cocción: 1 hora y 45 minutos

Porciones: 3

Ingredientes:

Para la masa:

½ cucharadita de condimento italiano

1 y ½ tazas de harina de trigo integral

1 y ½ cucharaditas de levadura instantánea

1 cucharada de aceite de oliva

Una pizca de sal

½ taza de agua tibia

Spray de cocina

Para la salsa:

¼ de taza de aceitunas verdes, sin hueso y en rodajas

¼ de taza de aceitunas kalamata, sin hueso y en rodajas

½ taza de tomates triturados

1 cucharada de perejil picado

1 cucharada de alcaparras, enjuagadas

¼ de cucharadita de ajo en polvo

¼ de cucharadita de albahaca seca

¼ de cucharadita de orégano seco

¼ de cucharadita de azúcar de palma

¼ de cucharadita de copos de pimienta roja

Una pizca de sal y pimienta negra

½ taza de mozzarella de anacardo, rallada

Direcciones:

En el procesador de alimentos, mezcle la levadura con el condimento italiano, una pizca de sal y la harina.Añada el aceite y el agua y mezcle bien hasta obtener una masa.Transfiera la masa a una superficie de trabajo enharinada, amásela bien, pásela a un bol engrasado, tápela y déjela reposar durante 1 hora.Mientras tanto, en un bol, mezcle las aceitunas verdes con las aceitunas kalamata, los tomates, el perejil, las alcaparras, el ajo en polvo, el orégano, el azúcar, la sal, la pimienta y los copos de pimienta y remueva bien.Transfiera la masa de la pizza a una superficie de trabajo de nuevo y aplánela.Déle forma para que quepa en su olla de cocción lenta.Engrase su olla de cocción lenta con aceite en aerosol y añada la masa.

Presione bien el fondo.Extienda la mezcla de salsa por toda la superficie, tape y cocine a fuego alto durante 1 hora y 15 minutos.Extienda la mozzarella vegana por toda la superficie, tape de nuevo y cocine a fuego alto durante 30 minutos más.Deje enfriar la pizza antes de cortarla y servirla.

Nutrición: calorías 340, grasa 5, fibra 7, carbohidratos 13, proteínas 15

Sopa de alubias ricas

Tiempo de preparación: 10 minutos

Tiempo de cocción: 7 horas

Porciones: 4

Ingredientes:

1 libra de alubias blancas

1 cebolla amarilla picada

4 dientes de ajo machacados, 2 litros de caldo de verduras

Una pizca de sal marina

Pimienta negra al gusto

2 patatas peladas y cortadas en cubos

2 cucharaditas de eneldo seco

1 taza de tomates secos picados

1 libra de zanahorias, cortadas en rodajas

4 cucharadas de perejil picado

Instrucciones:Pon el caldo en tu olla de cocción lenta.Añade las alubias, la cebolla, el ajo, las patatas, los tomates, las zanahorias, el eneldo, la sal y la pimienta, remueve, tapa y cocina a fuego lento durante 7 horas.Remueve la sopa, añade perejil, divídela en cuencos y sírvela.Disfruta.

Nutrición: calorías 250, grasa 4, fibra 3, carbohidratos 9, proteínas 10

Deliciosas alubias al horno

Tiempo de preparación: 10 minutos

Tiempo de cocción: 12 horas

Porciones: 8

Ingredientes:

1 libra de alubias blancas, puestas en remojo la noche anterior y escurridas

1 taza de jarabe de arce

1 taza de bourbon

1 taza de salsa barbacoa vegana

1 taza de azúcar de palma

¼ de taza de ketchup

1 taza de agua

¼ de taza de mostaza, ¼ de taza de melaza negra

¼ de taza de vinagre de sidra de manzana, ¼ de taza de aceite de oliva

2 cucharadas de aminos de coco

Instrucciones: Ponga los frijoles en su olla de cocción lenta.Agregue el jarabe de arce, el bourbon, la salsa bbq, el azúcar, el ketchup, el agua, la mostaza, la melaza, el vinagre, el aceite y los aminos de coco.Revuelva todo, tape y cocine a fuego lento durante 12 horas.Divida en tazones y sirva.Disfrute!

Nutrición: calorías 430, grasa 7, fibra 8, carbohidratos 15, proteínas 19

Lentejas indias

Tiempo de preparación: 10 minutos

Tiempo de cocción: 3 horas

Porciones: 4

Ingredientes:

1 pimiento amarillo picado

1 batata picada

2 y ½ tazas de lentejas ya cocidas

4 dientes de ajo picados

1 cebolla amarilla picada

2 cucharaditas de comino molido

15 onzas de salsa de tomate en lata

½ cucharadita de jengibre molido

Una pizca de pimienta de cayena

1 cucharada de cilantro molido

1 cucharadita de cúrcuma molida

2 cucharaditas de pimentón

2/3 de taza de caldo de verduras

1 cucharadita de garam masala

Una pizca de sal marina

Pimienta negra al gusto

Zumo de 1 limón

Direcciones:

Ponga el caldo en su olla de cocción lenta.

Añadir la patata, las lentejas, la cebolla, el ajo, el comino, el pimiento, la salsa de tomate, la sal, la pimienta, el jengibre, el cilantro, la cúrcuma, el pimentón, la cayena, el garam masala y el zumo de limón.

Revuelva, tape y cocine a fuego alto durante 3 horas.

Vuelve a remover la mezcla de lentejas, divídela en cuencos y sírvela.

Que lo disfrutes.

Nutrición: calorías 300, grasa 6, fibra 5, carbohidratos 9, proteínas 12

Deliciosa sopa de calabaza

Tiempo de preparación: 10 minutos

Tiempo de cocción: 6 horas

Porciones: 8

Ingredientes:

1 manzana, sin corazón, pelada y picada

½ libra de zanahorias picadas

1 libra de calabaza, pelada y cortada en cubos

1 cebolla amarilla picada

Una pizca de sal marina

Pimienta negra al gusto

1 hoja de laurel

3 tazas de caldo de verduras

14 onzas de leche de coco en lata

¼ de cucharadita de salvia seca

Instrucciones:Ponga el caldo en su olla de cocción lenta.Añada la calabaza de manzana, las zanahorias, la cebolla, la sal, la pimienta y la hoja de laurel.Revuelva, tape y cocine a fuego lento durante 6 horas.Transfiera a su licuadora, añada la leche de coco y la salvia y pulse muy bien.Sirva en tazones y enseguida.Disfrute!

Nutrición: calorías 200, grasas 3, fibra 6, carbohidratos 8, proteínas 10

Chapter 12.   Recetas para la cena

Sopa de judías negras y verduras

Porciones: 6

Calorías: 308

Tiempo de preparación: 10 minutos

Tiempo de cocción: 45 minutos

Ingredientes

Aceite de oliva - 2 cucharadas

Cebolla (picada) - 1

Tallos de apio (picados) - 2

Zanahoria (picada) - 1

Pimiento rojo (cortado en dados) - 1

Ajo (picado) - 4 dientes

Jalapeño (sin semillas y cortado en dados) - 1

Sal - 1 cucharadita

Pimienta - 1 cucharadita

Comino - 2 cucharadas

Frijoles negros (escurridos y enjuagados) - 4 latas (60 onzas)

Caldo de verduras - 4 tazas

Hoja de laurel - 1

Para servir

Aguacate (picado)

Queso fresco (desmenuzado)

Cilantro fresco (picado)

Chips de tortilla (desmenuzados)

La nutrición:

Grasa: 6 g

Carbohidratos: 49 g

Proteínas: 17 g

Direcciones

Empieza por coger una olla (grande) y ponerla a fuego fuerte. Añade el aceite y reduce el fuego a medio-alto.

Una vez que el aceite empiece a brillar, eche las cebollas, la zanahoria, los pimientos y el apio.

Deje que las verduras se cocinen durante unos 5 minutos. Siga removiendo.

Ahora añada el ajo picado, la pimienta y la sal. Cocine durante unos 10 minutos más. Las verduras deberían estar ya tiernas.

Añadir el caldo de verduras, las alubias negras, el laurel y el comino.

Llevar los ingredientes a ebullición y reducir el fuego a bajo. Tapar la olla con una tapa y cocinar durante unos 30 minutos. Las judías también deberían estar tiernas a estas alturas.

Tome una licuadora y transfiera 4 tazas de la sopa de frijoles y vegetales a la misma. Mezclar hasta obtener una consistencia de puré suave.

Vierta la mezcla de verduras y judías en la olla. Mezclar bien para combinar. Esto ayudará a espesar la sopa.

Deje que la sopa se cocine a fuego lento durante otros 10 minutos.

Una vez hecho, adorna con queso fresco, aguacate, chips de tortilla y cilantro picado.

Pinchos de verduras y tofu

Porciones: 4

Calorías: 187

Tiempo de preparación: 10 minutos (1 hora adicional)

Tiempo de cocción: 17 minutos

Ingredientes

Agua - ½ taza

Jarabe de arce - ¼ de taza

Salsa de soja - 3 cucharadas

Salsa barbacoa - 2 cucharadas

Aceite - 1 cucharada

Ajo en polvo - 1 cucharada

Sriracha - 1 cucharada

Pimienta negra - 1 cucharadita

Tofu firme - 15 onzas

Pimientos - 2

Cebollas - 2 medianas

Calabacín - 1

Pinchos - 4

La nutrición:

Grasa: 9 g

Carbohidratos: 17 g

Proteínas: 11 g

Direcciones

Empieza cogiendo un plato llano y llénalo de agua. Sumerge las brochetas de madera en la misma, ya que esto evitará que se quemen.

Coge el calabacín y córtalo en rodajas redondas. Corta también los pimientos y las cebollas en cuadrados.

Mientras tanto, coge un cuarto de plato y fórralo con una toalla de papel. Coloca el tofu y cúbrelo con otra toalla de papel y coloca un plato encima.

Colocar el tofu junto con los platos en el microondas durante unos 3 minutos.

Sacar el tofu y colocarlo en una tabla de cortar. Córtelo en cubos.

Tome un vaso medidor y añada el agua, la salsa de soja, el jarabe de arce, el aceite, la salsa barbacoa, la pimienta, la Sriracha y el ajo en polvo. Remueva bien.

Coge una caja de almacenaje rectangular y coloca el tofu en su interior. Vierta la salsa preparada sobre el tofu y cúbralo con una tapa. Mételo en el frigorífico durante una hora aproximadamente.

Una vez hecho, sacar el tofu de la marinada. Reserve.

Coger una cacerola antiadherente y verter el líquido de marinado en la cacerola. Ponerla a fuego lento durante unos 10 minutos. Apague el fuego cuando la salsa empiece a espesar.

Saca las brochetas del agua y empieza a montarlas.

Coge 1 brocheta y empieza a montarla alternando entre calabacín, cebolla, pimiento y tofu.

Tome una sartén de parrilla y colóquela a fuego medio. Cocine cada brocheta montada por cada lado durante unos 4 minutos. Rocíe cada lado con la salsa durante la cocción.

Todos los lados deben estar ligeramente carbonizados, ya que esto añadirá un agradable sabor ahumado al plato.

Pasta Alfredo Fettuccine vegana

Raciones: 2

Calorías: 844

Tiempo de preparación: 15 minutos

Tiempo de cocción: 15 minutos

Ingredientes

Patatas blancas - 2 medianas

Cebolla blanca - ¼

Condimento italiano - 1 cucharada

Zumo de limón - 1 cucharadita

Ajo - 2 dientes

Sal - 1 cucharadita

Pasta Fettuccine - 12 onzas

Anacardo crudo - ½ taza

Levadura nutricional (opcional) - 1 cucharadita

Aceite de trufa (opcional) - ¼ de cucharadita

La nutrición:

Grasa: 13 g

Carbohidratos: 152 g

Proteínas: 28 g

Direcciones

Comience por poner una olla a fuego alto y hervir 4 tazas de agua.

Pelar las patatas y cortarlas en dados pequeños. Corta también la cebolla en dados.

Añadir las patatas y las cebollas al agua hirviendo y cocer durante unos 10 minutos.

Retirar las cebollas y las patatas. Reservar. Guardar el agua.

Coge otra olla y llénala de agua. Condimentar generosamente con sal.

Añada la pasta fettuccine y cocínela según las instrucciones del paquete.

Coge una batidora y añade los anacardos crudos, las verduras, la levadura nutricional, el aceite de trufa, el zumo de limón y 1 taza de agua guardada. Mezclar hasta obtener un puré suave.

Añadir el ajo y la sal.

Escurrir la pasta cocida con un escurridor. Pásela a un bol para mezclar.

Vierta la salsa preparada sobre la pasta fettuccine cocida. Servir.

Pasta de espinacas con salsa de pesto

Raciones: 2

Calorías: 591

Tiempo de preparación: 20 minutos

Tiempo de cocción: 15 minutos

Ingredientes

Aceite de oliva - 1 cucharada

Espinacas - 5 onzas

Harina de uso general - 2 tazas

Sal - 1 cucharada más ¼ de cucharadita (mantenerla dividida)

Agua - 2 cucharadas

Verduras asadas para servir

Pesto para servir

Albahaca fresca para servir

La nutrición:

Grasa: 8 g

Carbohidratos: 110 g

Proteínas: 16 g

Direcciones

Coge una olla grande y llénala de agua. Colócala a fuego alto y lleva el agua a ebullición. Añade una cucharada de sal

Mientras el agua hierve, poner una cacerola grande a fuego medio. Vierte el aceite de oliva y caliéntalo.

Una vez que el aceite empiece a brillar, eche las espinacas y saltéelas durante 5 minutos.

Tomar un procesador de alimentos y transferir las espinacas marchitas. Procesa hasta que las espinacas tengan una textura fina.

Añadir la harina poco a poco y seguir procesando hasta formar una masa desmenuzable.

Además, añadir ¼ de cucharadita de sal y 1 cucharada de agua mientras se procesa para unir la masa. Añada la 1 cucharada de agua restante si es necesario.

Sacar la masa a una superficie plana y espolvorear con harina. Amasar bien para formar una bola de masa y extenderla con un rodillo. Las dimensiones de la masa enrollada deben ser de 18 pulgadas de largo y 12 pulgadas de ancho. Cortar la masa enrollada en tiras largas y uniformes con un cortador de pizza. Asegúrese de que las tiras tengan ½ pulgada de ancho. Coloque los fideos preparados y cocínelos durante unos 4 minutos. Poner los fideos en un bol grande y añadir las verduras asadas y el pesto. Adornar con hojas de albahaca.

Sloppy Joes sin carne

Porciones: 4

Calorías: 451

Tiempo de preparación: 10 minutos

Tiempo de cocción: 24 minutos

Ingredientes

Aceite de oliva - ½ cucharadita

Cebolla amarilla (cortada en cubos) - ½ mediana

Pimiento verde (cortado en dados) - ½ hora

Ajo (picado) - 2 dientes

Chili en polvo - ½ cucharadita

Comino - ½ cucharadita

Pimentón - ½ cucharadita

Sal - al gusto

Proteína vegetal texturizada - 1 taza

Caldo de verduras - 1 taza

Salsa de tomate - 1 lata (15 onzas)

Salsa Worcestershire vegana - 1 cucharadita

Salsa de soja - 1 cucharada

Azúcar moreno - 1 cucharadita

Mostaza amarilla - 2 cucharaditas

Panes de hamburguesa - 4

La nutrición:

Grasa: 10 g

Carbohidratos: 61 g

Proteínas: 27 g

Direcciones

Empieza cogiendo una sartén de tamaño medio y poniéndola a fuego medio. Vierte el aceite de oliva y caliéntalo.

Una vez que el aceite esté caliente, añada las cebollas picadas y saltéelas durante 3 minutos.

Ahora añada el pimiento cortado en dados y saltee durante 3 minutos más.

Añade el ajo, el comino, el chile en polvo, la sal y el pimentón y saltea durante otros 3 minutos.

Añada la proteína vegetal, la salsa de tomate y el caldo de verduras. Remover bien para combinar. Cubra con una tapa y deje que se cocine durante unos 15 minutos.

Abrir la tapa y mantenerla a un lado. Añadir la salsa de soja, la salsa Worcestershire, la mostaza amarilla y el azúcar moreno. Mezcle bien. Cocinar durante unos 4 minutos. Colocar la mezcla preparada entre los panes de hamburguesa y servir caliente.

Calabaza de bellota rellena de verduras y arroz salvaje

Raciones: 2

Calorías: 409

Tiempo de preparación: 10 minutos

Tiempo de cocción: 1 hora y 40 minutos

Ingredientes

Calabazas de bellota - 2

Aceite de oliva - 1 cucharada (un poco más)

Sal - al gusto

Pimienta - al gusto

Arroz salvaje (enjuagado) - ¾ de taza

Caldo de verduras - 1 ¼ tazas (2 cucharadas extra, divididas)

Chili en polvo - ½ cucharadita

Comino molido - ¼ de cucharadita

Jarabe de arce - 1 ½ cucharadita

Champiñón cremini (en rodajas) - 5 onzas

Champiñón shiitake (en rodajas) - 5 onzas

Cebolla (picada) - ½ mediana

Ajo (picado) - 2 dientes

Romero fresco (picado) - 1 cucharadita

Tomillo fresco (picado) - 1 cucharadita

Vino blanco - ¼ de taza

Col rizada (picada) - 2 tazas

Semillas de granada - 2 cucharadas

La nutrición:

Grasa: 5 g

Carbohidratos: 88 g

Proteínas: 13 g

Direcciones

Comience por precalentar el horno ajustando la temperatura a 375 grados Fahrenheit.

Coloque la calabaza en la tabla de cortar y córtela por la mitad con el tallo hacia arriba. Retirar las semillas y reservar. Sacar la pulpa en un bol y reservarla.

Colocar la calabaza en una bandeja de horno con la cara cortada hacia arriba. Unte la calabaza con aceite y espolvoree uniformemente con pimienta y sal.

Introducir en el horno y hornear durante unos 40 minutos.

Mientras se cuece la calabaza, coge una olla pequeña y añade 1 ¼ tazas de caldo de verduras. Deja que llegue a hervir. Tapar con una tapa y dejar cocer a fuego lento durante unos 45 minutos.

Colocar las semillas de calabaza en un colador y enjuagarlas bien. Sécalas con un paño de cocina.

Pasar las semillas a un bol pequeño. Añada el comino, el chile en polvo, el jarabe de arce y la sal. Mezcle bien hasta que todas las semillas queden uniformemente cubiertas.

Sacar la bandeja del horno y desplazar la calabaza a un lado. Hacer una bandeja poco profunda con el papel pergamino. Coloca las semillas en la misma y vuelve a meterla en el horno.

Hornee durante unos 15 minutos. La calabaza debe estar tierna y las semillas crujientes.

Tome una sartén grande y añada el aceite de oliva. Colócala a fuego medio.

Una vez que el aceite se haya calentado, se echan las setas y se saltean durante unos 8 minutos.

Añade las cebollas y saltéalas durante unos 4 minutos. A continuación, rocíe un poco de aceite de oliva y añada el romero, el tomillo y el ajo.

Cocine durante unos 4 minutos. Vierta el vino blanco para desglasar la sartén. Cocine durante unos 2 minutos. Añada la col rizada, la pimienta y la sal. Saltear hasta que la col rizada empiece a marchitarse y se reduzca a una cuarta parte de su volumen. Añada el arroz salvaje y mézclelo todo. Retirar la sartén del fuego y reservar. Colocar las dos calabazas en una fuente de servir y rellenarlas con la mezcla de col rizada y setas. Adornar con los granos de granada y los granos de calabaza crujientes.

Pavo y muslos de tofu

Porciones: 6

Calorías: 339

Tiempo de preparación: 20 minutos

Tiempo de cocción: 1 hora

Ingredientes

Tofu extrafuerte - 14 onzas

Frijoles pintos - ¾ de taza

Levadura nutricional - 6 cucharadas

Salsa de soja - ¼ de taza

Condimento para aves de corral - 1 cucharada

Ajo (picado) - 3 dientes

Sal Kosher - ½ cucharadita

Pimienta - 1 cucharadita

Cebolla en polvo - 1 cucharadita

Caldo de verduras (bajo en sodio) - 1 taza

Aceite de oliva - 2 cucharadas

Gluten de trigo vital - 2 ½ tazas

Relleno vegano - ½ taza

Pinchos de madera - 2

Salsa (a elección) - para servir

La nutrición:

Grasa: 9 g

Carbohidratos: 18 g

Proteínas: 47 g

Direcciones

Comience por precalentar el horno ajustando la temperatura a 375 grados Fahrenheit.

Coge un plato llano y llénalo de agua. Sumerge las brochetas en la misma.

Coge un bol de tamaño medio y fórralo con un paño de cocina. Desmenuza el tofu en el bol. Junte todos los bordes del paño de cocina y presione por el centro para exprimir el exceso de líquido.

Coge un procesador de alimentos y añade el tofu escurrido, las judías pintas, la salsa de soja, la levadura nutricional, la cebolla en polvo, el condimento para aves, la pimienta, la sal, el caldo de verduras y la cebolla en polvo. Mezcla hasta obtener una consistencia de puré suave. Mientras el procesador está en marcha, añada el aceite de oliva. Asegúrese de que todos los ingredientes estén bien incorporados.

Tome un bol grande y añada el gluten de trigo. Ahora transfiera el puré preparado del procesador de alimentos al mismo bol. Remover bien para combinar todos los ingredientes. Amasar hasta obtener una masa suave y transferirla a una superficie plana. Formar una bola.

Cortar un cuarto de la masa y reservar.

Colocar el resto de la masa en un bol de cristal. Haga un pozo en el centro estirando los bordes. Es necesario que se expanda hasta alcanzar unos 10 centímetros de diámetro.

Coloque el relleno de verduras en el pozo y ciérrelo estirando los bordes.

Coge un papel de pergamino y envuelve bien la masa. También, envolver la masa en un papel de aluminio.

Tomar la masa guardada y dividirla en dos mitades iguales. Formar la masa en forma de palillos. Inserte los pinchos empapados en ambos palillos. Envuelve bien los dos palillos con papel pergamino y luego con papel de aluminio. Encierre bien los bordes.

Coge una bandeja de horno y coloca los dos muslos y el pavo de tofu. Hornea durante unos 20 minutos y dale la vuelta. Hornea otros 20 minutos y dale la vuelta de nuevo. Retira los muslos después de 40 minutos.

Hornea el pavo de tofu durante 20 minutos más.

Una vez hecho esto, retire del horno y transfiera los muslos y el pavo de tofu a una tabla de cortar de madera. Retira el papel de aluminio y el papel pergamino.

Colóquelo en una fuente y sírvalo con la salsa que prefiera.

Chapter 13.   Recetas de aperitivos y ensaladas

Barras energéticas

Tiempo de preparación: 5 minutos

Tiempo de cocción: 20 minutos

Porciones: Hace 12 barras

Ingredientes:

½ taza de pasas

1 taza de coco desecado

1 cucharadita de extracto de vainilla

½ taza de semillas de cáñamo sin cáscara

1 cucharadita de canela molida

½ taza de semillas de sésamo

4 cucharadas de jarabe de arce

½ taza de semillas de calabaza

½ taza de mantequilla de anacardos o cualquier mantequilla de frutos secos

1 ½ taza de nueces mixtas, picadas

1 cucharadita de extracto de vainilla

Direcciones:

Primero precaliente el horno a 350°F.

Mezclar el coco, la canela, las nueces y las pasas en un bol mediano.

Añade la mantequilla de anacardo y el sirope de arce a un cazo pequeño y caliéntalo a fuego medio hasta que se derrita y quede suave.

Añada el extracto de vainilla.

Vierta la mezcla de mantequilla de anacardos en el cuenco y remueva hasta que todo se integre. Consejo: Añadir agua si es necesario para ayudar a que la mezcla se una.

Pasar la mezcla a un molde engrasado y presionar para que se extienda uniformemente.

Hornear de 13 a 15 minutos o hasta que se dore.

Deje que las barras se enfríen completamente y córtelas en barras.

Guárdelas en un recipiente hermético.

Sugerencia: Puedes añadir aderezos como nueces y pacanas.

La nutrición:

Calorías: 340Kcal

Proteínas: 10g

Carbohidratos: 20.8g

Grasa: 24,4g

Magdalenas veganas

Tiempo de preparación: 5 minutos

Tiempo de cocción: 25 minutos

Porciones: 6

Ingredientes:

1 oz. de proteína en polvo

1 cucharadita de levadura en polvo

2 cucharadas de semillas de calabaza

2 cucharadas de cerezas secas

1 taza de avena

1 cucharada de semillas de sésamo tostadas

Para los ingredientes húmedos:

3 cucharadas de aceite de oliva

½ taza de leche de almendras

1/2 taza de salsa de manzana

Direcciones:

Precalentar el horno a 390°F.

Combinar todos los ingredientes secos en un bol grande hasta que se mezclen bien.

A continuación, mezclar todos los ingredientes húmedos en otro bol y combinarlos bien.

Vierta los ingredientes húmedos en los secos y bata hasta que todo se una.

Pasar la mezcla a una fuente de horno engrasada y forrada.

Finalmente, hornear durante 28 a 30 minutos o hasta que estén dorados.

Deje enfriar las magdalenas en la rejilla y luego disfrútelas.

Sugerencia: Puede cubrir las magdalenas con semillas de calabaza para darles un toque crujiente.

La nutrición:

Calorías: 244Kcal

Proteínas: 11g

Carbohidratos: 24g

Grasa: 13g

Bolas de cacao y nueces

Tiempo de preparación: 5 minutos

Tiempo de cocción: 25 minutos

Porciones: 6

Ingredientes:

1 taza de harina de quinoa

1 taza de nueces, cortadas por la mitad

½ taza de copos de coco

3 cucharadas de cacao en polvo

1 oz. de proteína en polvo, sin sabor

1 taza de copos de coco

Una pizca de sal marina

¼ de taza de albaricoques secos, picados finamente

Direcciones:

Coloque todos los ingredientes, excepto los copos de coco, en un bol grande para mezclar.

Una vez que todo esté bien combinado, forme bolas con la mezcla y luego cubra cada bola con copos de coco.

Por último, coloca las bolas en la nevera durante unas horas y sírvelas frías.

Consejo: Estas bolas son aptas para el congelador y pueden permanecer congeladas hasta 2 meses.

Nutrición: Calorías: 343Kcal Proteínas: 12g Carbohidratos: 26g Grasa: 24g

Bolas energéticas de avena y almendra

Tiempo de preparación: 5 minutos

Tiempo de cocción: 25 minutos

Porciones: 8

Ingredientes:

½ taza de almendras, tostadas y trituradas

1 taza de avena

½ taza de leche de coco

2 plátanos medianos

2 oz. de proteína en polvo

2 cucharadas de semillas de chía

1 cucharadita de canela molida

2 cucharadas de cacao o copos de coco

Direcciones:

Combine las semillas de chía y la leche de coco en un bol grande.

Dejar reposar durante 5 minutos y luego incorporar el resto de los ingredientes. Mezclar bien.

Pasar la mezcla a una batidora de alta velocidad. Bata durante ½ minutos o hasta que esté bien combinada.

Poner la mezcla en el congelador durante 10 minutos para que se enfríe.

A continuación, forme bolas con la mezcla y páselas por el cacao en polvo.

Sírvalos fríos.

Consejo: Si lo prefiere, puede utilizar el edulcorante de su elección, bajo en carbohidratos.

Nutrición: Calorías: 224Kcal Proteínas: 13g Carbohidratos: 24g Grasa: 10g

Garbanzos picantes

Tiempo de preparación: 10 minutos

Tiempo de cocción: 35 minutos

Porciones: 6

Ingredientes:

¼ de taza de aceite de oliva

½ cucharadita de pimienta de cayena

2 × 15 oz. de garbanzos

¾ cucharadita de pimentón

1 cucharadita de sal marina

½ cucharadita de chile en polvo

½ cucharadita de cebolla en polvo

½ cucharadita de comino

Sal marina, según sea necesario

¾ cucharadita de ajo en polvo

Instrucciones: Precalentar el horno a 425°F. Escurra los garbanzos y déjelos secar en un plato forrado con una toalla durante 10 a 15 minutos.Transfiera los garbanzos a una bandeja para hornear forrada y extiéndalos en una sola capa.Rocíe aceite de oliva sobre los garbanzos y espolvoree con sal. Hornearlos de 23 a 25 minutos o hasta que estén dorados, removiendo con frecuencia. Una vez horneados, incorporar el resto de las especias y mezclar bien. A continuación, sazonar y probar, añadiendo más sal y pimienta si es necesario. Servir y disfrutar.Consejo: También puede reducir la cantidad de pimienta de cayena a ¼ de cucharadita.

Nutrición: Calorías: 224Kcal Proteínas: 13g Carbohidratos: 24g Grasa: 10g

Copas de mantequilla de cacahuete

Tiempo de preparación: 10 minutos

Tiempo de cocción: 35 minutos

Porciones: 9

Ingredientes:

2 cucharaditas de aceite de coco

1 taza de mantequilla de cacahuete, cremosa

10 0z. de chispas de chocolate vegano sin azúcar

3 cucharadas de proteína de chocolate en polvo

2 cucharadas de jarabe de arce

Direcciones:

Para empezar, combina la mantequilla de cacahuete, la proteína en polvo y el jarabe de arce en un bol grande hasta que se mezclen bien.

A continuación, coloca el aceite de coco y las pepitas de chocolate en un bol apto para microondas y derrite la mezcla calentándola a fuego alto.

Vierta la mezcla de chocolate en el fondo de los moldes engrasados.

Añadir la mezcla de mantequilla de cacahuete sobre la mezcla de chocolate.

Por último, añada el chocolate restante sobre la mantequilla de cacahuete.

Colóquelos en el frigorífico hasta que se cuajen.

Servir y disfrutar.

Consejo: Asegúrese de añadir aceite de coco orgánico.

Nutrición: Calorías: 341Kcal Proteínas: 11,6g Carbohidratos: 30.4g Grasa: 22.4g

Ensalada de pasta con ensalada de col

Tiempo de preparación: 5 minutos

Tiempo de cocción: 30 minutos

Porciones: 4

Ingredientes:

4 cebolletas, cortadas en rodajas finas

10 oz. de pasta

1 libra de zanahoria, rallada

1 libra de col blanca, rallada

Para el aderezo:

1 cucharadita de sal marina

½ taza de mayonesa vegana

1/2 cucharadita de pimienta negra molida

2 cucharadas de jarabe de arce

½ taza de humus

Zumo de ½ de 1 limón

2 cucharadas de mostaza de Dijon

Instrucciones: Empieza por cocer la pasta, siguiendo las instrucciones del paquete. Cocínela hasta que esté al dente y luego escúrrala. Después, prepare el aderezo colocando todos los ingredientes en un tazón mediano hasta que se combinen bien. Añade la pasta junto con el resto de los ingredientes. Vierta el aliño por encima y mezcle bien. Sirve y disfruta. Consejo: Puedes añadirle frutos secos como nueces para que la ensalada sea más nutritiva.

Nutrición: Calorías: 524Kcal Proteínas: 17g Carbohidratos: 85g Grasa: 14g

Ensalada de maíz y aguacate

Tiempo de preparación: 10 minutos

Tiempo de cocción: 15 minutos

Porciones: 4

Ingredientes:

1 taza de edamame congelado, sin cáscara, 2 aguacates en rodajas

1 chalota mediana, cortada en rodajas finas

2 tazas de tomates cherry, cortados por la mitad

2 tazas de granos de maíz dulce, congelados

Para el aderezo:

Zumo de 1 lima

¼ cucharadita de chile en polvo

1 cucharadita de sal marina

1 cucharadita de aceite de oliva virgen extra

¼ de taza de cilantro fresco, cortado en rodajas finas

Instrucciones: Hervir agua en una cacerola mediana a fuego medio-alto. Una vez que empiece a hervir, añada el maíz y cuézalo a fuego lento de 6 a 8 minutos o hasta que esté cocido. Consejo: Asegúrese de no cocerlo demasiado. Escurrir. Pásalo a un bol grande y deja que se enfríe. Mezcle todos los ingredientes del aderezo en otro bol hasta que se combinen bien. A continuación, añada el resto de los ingredientes junto con el aliño al bol y mezcle bien. Probar la sazón y añadir más sal y pimienta si es necesario. Servir y disfrutar. Consejo: Acompáñalo con pan integral tostado.

Nutrición: Calorías: 375Kcal Proteínas: 14g Carbohidratos: 43g Grasa: 20g

Ensalada de cuscús con garbanzos

Tiempo de preparación: 10 minutos

Tiempo de cocción: 15 minutos

Porciones: 4

Ingredientes:

Para el cuscús:

1 taza de cuscús

1 ½ taza de agua

Para la ensalada:

12 oz. de tofu, extrafuerte

1 chalota mediana, cortada en rodajas finas

1 taza de garbanzos, lavados

½ cucharadita de cúrcuma en polvo

1 cucharada de aceite de oliva

1 pepino, cortado en dados

½ cucharadita de cúrcuma en polvo

1 pepino, cortado en dados

4 cucharadas de piñones

1 taza de eneldo

Para el aderezo:

Una pizca de pimienta molida

1 cucharada de mostaza de Dijon

1 cucharadita de sal marina

½ taza de zumo de naranja

Direcciones:

Hervir agua en una olla a fuego medio-alto.

Cuando empiece a hervir, vierte el agua caliente en un bol grande resistente al calor con el cuscús dentro.

Cubrir el bol con una tapa y dejar que repose de 10 a 15 minutos o hasta que se absorba todo el líquido.

Esponjar el cuscús con un tenedor.

Calienta una sartén y echa 1/3 del aceite.

A continuación, añada la chalota en rodajas y cocínela durante 3 minutos o hasta que esté transparente. Reservar en un plato.

Añadir el tofu a la sartén junto con el aceite restante.

Freír el tofu de 8 a 10 minutos o hasta que esté dorado.

A esto se le añade la cúrcuma en polvo y se vuelve a mezclar.

En otro tazón, mezcle todos los ingredientes del aderezo hasta que se combinen.

Por último, combinar el cuscús, los ingredientes de la ensalada y el aderezo en un bol grande hasta que se mezclen bien.

Consejo: Añade un chorrito de zumo de limón por encima como toque final.

La nutrición:

Calorías: 408Kcal

Proteínas: 18g

Carbohidratos: 54g

Grasa: 14g

Ensalada de judías blancas y negras

Tiempo de preparación: 10 minutos

Tiempo de cocción: 15 minutos

Porciones: 4

Ingredientes:

Para la ensalada:

¼ de taza de cebolla roja picada

1/3 de taza de quinoa

1 taza de pepino en rodajas

19 oz. de frijoles negros escurridos, lavados

1 chile jalapeño, sin semillas y picado

19 oz. de alubias blancas escurridas y lavadas

¼ de taza de cilantro fresco picado

Para el aderezo:

¼ de cucharadita de pimienta

¼ de taza de aceite vegetal

¼ de cucharadita de sal

2 cucharadas de zumo de lima

½ cucharadita de chile en polvo

1 cucharadita de cilantro molido

1 cucharada de vinagre de sidra

½ cucharadita de orégano seco

1 diente de ajo picado

Direcciones:

Cocer la quinoa de 10 a 12 minutos en una cacerola profunda llena de ¾ de taza de agua hasta que esté tierna.

Prepare el aderezo combinando todos los ingredientes del aderezo en un tazón pequeño hasta que se mezclen bien.

Por último, añada todos los ingredientes de la ensalada a un bol grande y añada la quinoa cocida y el aderezo. Mezcle bien.

Servir y disfrutar.

Consejo: Pruebe a añadir tomate a la receta.

La nutrición:

Calorías: 573Kcal

Proteínas: 26,7g

Carbohidratos: 83.5g

Grasa: 16,3g

Quinoa con manzana y col rizada

Tiempo de preparación: 10 minutos

Tiempo de cocción: 25 minutos

Porciones: 3

Ingredientes:

5 tazas de col rizada

1 taza de quinoa lavada

2 dientes de ajo picados

1 cucharada de zumo de limón

2 tazas de caldo de verduras

Sal y pimienta, según sea necesario

2 cucharadas de aceite de oliva virgen extra

1 cucharada de aceite de coco

1 cucharada de mostaza de Dijon

1 manzana grande, cortada en dados

2 cucharadas de jarabe de arce

3 cucharadas de agua

2 cucharadas de vinagre de sidra de manzana

Chapter 14.   Recetas de batidos

Batido de proteínas con verduras y chocolate

Tiempo de preparación: 70 minutos

Porciones: 1

Ingredientes:

¾ de taza de leche de almendras

2 dátiles grandes, sin hueso

1 cucharada de cacao en polvo

Una pizca de canela molida

½ taza de col rizada orgánica congelada

1 cucharada de semillas de cáñamo, sin cáscara

1 plátano mediano, en rodajas, congelado

1/8 de taza de aguacate picado

Cubitos de hielo, según sea necesario

Direcciones:

Añada todos los ingredientes a la batidora. Mezclar durante 30 - 40 segundos o hasta que esté suave. Verter en un vaso y servir.

Nutrición: Calorías: 250 Grasas: 9 gCarbohidratos
: 38 g,Fibra: 8 gProteínas: 10 g

Batido de chocolate y judías negras

Tiempo de preparación: 40 minutos

Ingredientes:

2 plátanos, cortados en rodajas, congelados

1 taza de frijoles negros cocidos

2 tazas de leche de almendras o cualquier otra leche no láctea de su elección

2 cucharadas de cacao en polvo

2 tazas de coliflor congelada

4 dátiles medjool, sin hueso, picados

2 cucharadas de semillas de cáñamo

2 cucharaditas de canela molida

Para adornar:

Nibs de cacao (opcional)

Direcciones:

Añada todos los ingredientes a la batidora. Mezclar durante 30 - 40 segundos o hasta que esté suave.

Verter en 2 vasos grandes. Adornar con nibs de cacao y servir.

Nutrición: 2 vasos grandes Nutrición:

Calorías: 452 Grasas: 11 g Carbohidratos: 77 g, Fibra: 18 g Proteínas: 19 g

Batido de proteínas con mantequilla de cacahuete

Tiempo de preparación: 30 minutos

Porciones: 1

Ingredientes:

1 taza de col rizada desgarrada (desechar los tallos y las costillas duras)

1 cucharada de semillas de cáñamo

1/3 de taza de agua

½ taza de leche de almendras o de anacardos

½ cucharada de proteína vegana de vainilla en polvo

½ plátano, en rodajas

½ cucharada de mantequilla de cacahuete

1 taza de hielo

1 cucharada de cacao en polvo

Direcciones:

Primero añade la col rizada en la batidora, seguida del plátano, las semillas de cáñamo y la mantequilla de cacahuete.

Añade el hielo, el agua y la leche de almendras y bate hasta que quede suave. Añada el resto de los ingredientes y mezcle hasta que esté suave. Verter en un vaso alto y servir.

Nutrición: Calorías: 286 Grasas: 11,6 g Hidratos de carbono: 27,9 g, Fibra: 6 g Proteínas: 16,8 g

Batido de mantequilla de cacahuete, gelatina y dátiles

Tiempo de preparación: 20 minutos

Raciones: 2

Ingredientes:

8 dátiles sin hueso

2 plátanos medianos, en rodajas, congelados

2/3 de taza de arándanos

2 cucharadas de mantequilla de cacahuete natural

1 ½ tazas de leche de almendras de vainilla, sin endulzar

2 cucharadas de harina de linaza

Direcciones:

Poner todos los ingredientes en una batidora. Mezclar durante 30 - 40 segundos o hasta que esté suave.

Verter en 2 vasos y servir.

Nutrición:

Calorías: 374Grasas

: 13 g Carbohidratos: 60 g,

Fibra: 11 g Proteínas: 8 g

Batido de bayas y avena

Tiempo de preparación: 20 minutos

Raciones: 2 vasos grandes

Ingredientes:

2 tazas de fresas congeladas

2 tazas de arándanos congelados

4 cucharadas de jarabe de arce

4 cucharadas de mantequilla de almendras

5 cm de jengibre fresco, pelado y picado

4 tazas de espinacas tiernas

2 tazas de agua

6 cucharadas de semillas de cáñamo sin cáscara

½ taza de copos de avena

Direcciones:

Poner todos los ingredientes en una batidora. Mezclar durante 30 - 40 segundos o hasta que esté suave.

Verter en 2 vasos grandes y servir.

Nutrición: Calorías: 680Grasas

: 36 g Carbohidratos: 84 g, Fibra: NA Proteínas: 21 g

Batido proteico de vainilla y clementina

Tiempo de preparación: 70 minutos

Raciones: 2

Ingredientes:

6 clementinas, peladas, separadas en gajos y sin pepitas

2 tazas de leche de soja ligera de vainilla

16 almendras

1 cucharada de proteína vegana de vainilla en polvo

2 cucharadas de harina de linaza

Cubitos de hielo, según sea necesario

Direcciones:

Poner todos los ingredientes en una batidora. Mezclar durante 30 - 40 segundos o hasta que esté suave.

Verter en 2 vasos y servir.

Nutrición:

Calorías: 336Grasas:

11,1 gCarbohidratos

: 39,8 g,

Fibra: 9,1 gProteína

: 27,3 g

Chapter 15.   No se olvide de hacer ejercicio

Hay varias cosas que puede hacer para cumplir sus objetivos de pérdida de peso. Entre ellas, reducir el número de calorías que ingiere cada día y comenzar un programa de ejercicio saludable son dos grandes formas de alcanzar sus objetivos, especialmente si combina ambas cosas. Sigue siendo importante mantener un programa de ejercicios incluso después de haber alcanzado sus objetivos de pérdida de peso con el fin de mantener la pérdida de peso. Después de haber decidido ponerse a dieta y comenzar un programa de ejercicios, lo primero que se preguntará es cuánto ejercicio necesitará.

Un paso importante que deberías considerar antes de empezar cualquier plan de ejercicios es hablar con tu médico. Él podrá decirle si el plan es bueno para usted, cuánto ejercicio debe hacer y darle cualquier consejo y sugerencia sobre lo que funcionará en su situación. También podrá hacer un chequeo completo para asegurarse de que no hay problemas subyacentes en su salud que puedan afectar a los tipos de ejercicios que puede hacer.

Debes tener en cuenta algunas consideraciones básicas cuando empieces una dieta. Es importante recordar que no hay píldoras mágicas ni planes de dieta increíbles que le ayuden a perder peso de la noche a la mañana. Incluso si pierdes mucho peso rápidamente con un plan concreto, no es probable que puedas mantener el peso a largo plazo.

La forma más fácil y segura de perder peso es combinar el ejercicio con una buena dieta. Sin embargo, hay ciertas cantidades de ejercicio que debes hacer para perder peso o mantener un peso saludable. Antes de empezar debes recordar que la forma de perder una libra de grasa es consumiendo 3500 calorías menos en tu dieta. Esto significa que si usted quiere perder una libra a la semana, entonces tendrá que quemar al menos 500 calorías al día. Puede reducir estas calorías comiendo menos, haciendo más ejercicio o haciendo una combinación de ambas.

No existen planes de ejercicio mágicos que funcionen para todo el mundo y que ayuden a todos a perder peso. Cada persona tiene un cuerpo diferente y responde de forma distinta a determinados tipos de ejercicio. Es posible que haya que probar y equivocarse para descubrir qué ejercicios te gustan y cuáles te funcionan mejor.

Si quieres hacer ejercicio para perder peso, hay algunas pautas que debes seguir. Los Centros para el Control y la Prevención de Enfermedades recomiendan que intente hacer al menos dos horas y 30 minutos de ejercicio a la semana para perder peso. Esto puede parecer mucho, pero al final sólo son unos 30 minutos cinco días a la semana; por supuesto, cuanto más ejercicio haga, mayores serán los resultados de la pérdida de peso. Tendrá que incorporar más ejercicio a su rutina si no piensa reducir sus calorías para ver la pérdida de peso.

Algunas de las actividades que debe incluir en su plan de ejercicios son los ejercicios cardiovasculares, como caminar, correr, montar en bicicleta, hacer senderismo y nadar. Para quemar la mayor cantidad de calorías durante su entrenamiento, debe elevar su ritmo cardíaco y mantenerlo durante un tiempo prolongado.

No es buena idea dedicar todo el tiempo a los ejercicios aeróbicos. Aunque son excelentes para el corazón y para ayudar a quemar calorías y perder peso, también hay que incluir otras actividades en el entrenamiento. Entre ellas, el entrenamiento de fuerza y los ejercicios de estiramiento, que pueden ayudar a fortalecer los huesos y los músculos y a adelgazar la cintura.

El ejercicio físico puede reportar muchos beneficios. Uno de los beneficios es la pérdida de peso. Sólo por pasar una hora haciendo un ejercicio de bajo impacto una persona de 160 libras puede perder alrededor de 350 calorías. Si decide realizar una actividad de mayor impacto, como correr, podría perder hasta 900 calorías en esa hora, que es mucho más de lo que necesita quemar para perder medio kilo por semana.

La cantidad de ejercicio que necesita en su programa de ejercicios dependerá de la cantidad de peso que quiera perder. Si lleva una vida muy sedentaria y quiere perder mucho peso, tendrá que incluir más ejercicio en su día que alguien que tiene un trabajo que le mantiene en movimiento todo el día. Es una buena idea empezar con 30 minutos un par de veces al día y poco a poco ir aumentando hasta hacer ejercicio entre 30 y 60 minutos al menos cinco días a la semana.

Consejos para mantener la motivación

Mantener la motivación en un plan de ejercicios puede ser difícil. Es posible que empiece con las mejores intenciones, pero después de unas pocas semanas, se agotará y no querrá continuar. Es mucho más fácil sentarse en el sofá y esperar que todo funcione como usted desea. Si bien conoce todas las buenas razones para levantarse y hacer algo de ejercicio, no es tan divertido, o al menos es más trabajo, que algunas de las otras cosas que podría querer hacer. Estos son algunos de los mejores consejos que puede utilizar y que le ayudarán a mantenerse motivado y a hacer un buen entrenamiento cada día.

Establezca algunos objetivos

Antes de ir al gimnasio, asegúrate de establecer algunos objetivos. Hágalos lo suficientemente exigentes como para que tenga que trabajar, pero lo suficientemente sencillos como para que pueda conseguirlos si se esfuerza. Por ejemplo, no es una buena idea decir que va a perder cinco kilos a la semana, pero decir que quiere perder dos kilos es razonable.

Escribe estos objetivos desde el principio. Pueden ser cualquier cosa que desee, siempre que le supongan un reto y le hagan trabajar para conseguirlo. Puedes decir que vas a perder una cierta cantidad de peso con el tiempo, ir por las medidas de tu cuerpo, o incluso puedes elegir ir por una cantidad específica de tiempo o repeticiones. Depende de ti, sólo asegúrate de que te diviertes y trabajas duro mientras estás en el gimnasio.

Llevar música

Subirse a la cinta de correr y mirar a la pared durante 30 o 60 minutos se va a volver aburrido rápidamente. Puede que lo disfrutes las primeras veces, pero después la actividad no será tan divertida y verás que tu motivación empieza a desaparecer. Por este motivo, debería considerar la posibilidad de llevar algo para hacer mientras hace ejercicio. Puede ser casi cualquier cosa. A muchas personas les gusta llevar su música favorita. Esto les permite tener algo divertido y optimista para escuchar mientras están haciendo ejercicio, además de conseguir que se animen y estén de buen humor para seguir adelante.

Haz una actividad que te guste

Sinceramente, no importa lo mucho que piense que una actividad le va a ayudar a perder peso, si no la disfruta, es menos probable que la mantenga y no va a perder peso. Encuentre algo que le guste hacer, como montar en bicicleta, nadar, levantar pesas, caminar, correr o incluso una clase en grupo, y hágalo. Aunque no queme tantas calorías como otra actividad, al menos se divertirá. Cuanto más te diviertas con una actividad, mejores resultados tendrás porque es más probable que sigas con ella.

Pruebe una nueva actividad

Siempre es bueno variar las cosas cuando se está en el gimnasio. Aunque te guste una actividad, puede que después de unos meses de hacerla siempre, te aburras de ella. Además, tu cuerpo se acostumbrará a una determinada actividad y no obtendrás los mismos resultados si sigues haciéndola. Encuentra algunas actividades que te gusten, o prueba algunas nuevas, y cámbialas de vez en cuando. Esto te permite hacer algo nuevo, seguir divirtiéndote y seguir viendo resultados, todo al mismo tiempo.

Encuentra un amigo

Para algunas personas, la forma de conseguir algo de motivación es encontrar un amigo que vaya a hacer ejercicio con ellos. Esta persona debe ser alguien que busque los mismos objetivos y que sea capaz de responsabilizarte de presentarte. Cuando haces los ejercicios por tu cuenta, es fácil decir que te pondrás a ello mañana y luego no vuelves a hacerlo. Por otro lado, cuando sabes que alguien te está esperando en el gimnasio, puedes sentirte un poco más obligado a presentarte. Una vez allí, es mejor que hagas un buen ejercicio ya que te has tomado la molestia. Esto significa que se ejercita mucho más a menudo de lo que lo haría por su cuenta, y los resultados serán mucho mejores.

Salir a la calle

No es necesario pasar todo el tiempo dentro del gimnasio. Cuando haga buen tiempo y tenga problemas para ir al gimnasio, ¿por qué no dar un buen paseo al aire libre? Esta es una de las mejores maneras de hacer ejercicio y puede ayudar a levantar el ánimo, ya que se obtiene un montón de aire fresco y la luz del sol.

Recompénsese a sí mismo

Cada vez que consigas alcanzar alguno de tus objetivos mientras haces ejercicio, deberías tomarte el tiempo para recompensarte. Esto te permite sentirte bien por el duro trabajo que estás haciendo e incluso te da algo que esperar. No debes dejar que el premio sea sobre la comida ya que estás tratando de perder peso y esto puede arruinar tus planes. Pero elegir salir una noche con amigos, ir a ver una película, comprar ropa nueva o regalarse un día de spa pueden ser grandes incentivos para seguir adelante.

Cada persona va a tener algunos de sus propios métodos a utilizar que les motivará para ver el éxito. Si bien puede ser difícil entrar en un buen programa de entrenamiento, es importante encontrar una manera de entrar en uno y seguirlo para su salud en general. Una vez que empieces y lo hagas bien durante unas semanas, se convertirá en una rutina y será mucho más fácil de hacer. Siga algunos de los consejos de este capítulo y verá lo fácil que puede ser hacer el ejercicio que necesita cada día.

Los beneficios del ejercicio físico

Probablemente haya oído hablar de ello durante toda su vida. La gente te ha dicho que el ejercicio es importante y que debes asegurarte de hacer lo suficiente todos los días. Pero, ¿por qué es tan importante hacer ejercicio? ¿Por qué no puedes simplemente sentarte en el sofá y ver tu programa favorito en lugar de ir al gimnasio y tratar de hacer todo ese trabajo? Este capítulo va a dedicar un poco de tiempo a hablar de los beneficios que puede aportar el ejercicio y de por qué hay que hacer algo cada día.

Pérdida de peso

La primera razón por la que muchas personas eligen hacer ejercicio y trabajar es porque están buscando perder peso. Todos los planes de pérdida de peso y de dietas en el mundo explicarán lo importante que es entrar en un buen programa de ejercicios si realmente quieres perder peso. Mientras que la limitación de las calorías puede ayudar mucho, sólo es capaz de limitar los tanto y el ejercicio puede ayudar a recoger la holgura para que usted es capaz de perder más. Elija un ejercicio de intensidad moderada a alta para obtener los mejores resultados.

Salud del corazón

Para que realmente consigas un buen entrenamiento, tendrás que hacer que el corazón bombee y trabaje duro. Cuando el corazón funciona a este nivel, se hace más fuerte que nunca. Cuando te sientas en el sofá, el corazón apenas tiene que moverse para hacer llegar los nutrientes a todo el cuerpo, por lo que no se hace muy fuerte. Con un buen entrenamiento que te haga sudar y haga que el corazón se levante un poco, puedes trabajar en su fuerza y hacerte más fuerte en poco tiempo.

Funcionamiento del cerebro

Los estudios han demostrado que hacer algo de ejercicio durante la semana es fundamental si quieres que tu cerebro funcione como se supone que debe hacerlo. El ejercicio puede ayudar a aumentar el flujo de oxígeno y sangre al cerebro, lo que le permite trabajar de forma mucho más eficiente. Además, el ejercicio puede ayudar a mejorar la memoria. Esto es importante para aquellos que están envejeciendo y necesitan un poco de ayuda para recordar eventos y hechos importantes. Por supuesto, usted puede ser capaz de encontrar una gran cantidad de beneficios de esto como una persona más joven, así cuando se ejercita justo antes de una prueba y son más capaces de recordar los hechos que se aprende.

Estrés

El estrés es una parte diaria de la vida para la mayoría de las personas y no hay mucho que puedan hacer para conseguir que desaparezca. Pero hay algunas cosas que puedes hacer para reducir la cantidad de estrés que estás sintiendo y para conseguir verte y sentirte mejor con el estrés. Cada vez que el estrés está empezando a ser demasiado para usted, ir y hacer una carrera rápida o el pop en su trabajo favorito de la película. Esto le permitirá tomar un descanso de la tensión que está sintiendo y puede volver mejor a la pista con otras cosas.

Colesterol

El colesterol alto es un problema enorme que mucha gente está tratando con debido a la dieta alta de la grasa encontrada en este país. Cuando usted consigue en un buen programa del entrenamiento, usted puede ayudar a reducir la cantidad de colesterol malo que esté en la sangre mientras que también aumenta la clase de bueno que está allí.

Presión arterial

Cuando se lleva una dieta rica en sodio, o cuando se está sentado en el sofá todo el día y no se realiza algún tipo de actividad física, es fácil que se tenga la tensión alta. Una de las primeras cosas que el médico le va a recomendar que haga es salir y empezar a hacer ejercicio al menos cinco días a la semana. Esto permitirá que el corazón funcione correctamente, que tu colesterol baje y que tu cuerpo pueda reducir mejor las sales que hay. Todo esto se combina para permitir que su presión arterial baje.

Diabetes

Incluso los síntomas de la diabetes pueden controlarse mejor cuando se sigue un buen programa de ejercicios. Usted encontrará que el cuerpo es capaz de metabolizar los azúcares que usted está consumiendo mucho mejor cuando usted está en este tipo de programa. Además, es menos probable que tenga antojos de alimentos poco saludables y azucarados, por lo que su insulina no estará bajo tanto estrés. Si usted sufre de diabetes o prediabetes, es mejor si usted es capaz de conseguir en un buen programa de entrenamiento tan pronto como sea posible.

Estado de ánimo

Tu estado de ánimo puede verse influido por la cantidad de ejercicio que hagas. Las personas que están deprimidas y decaídas la mayor parte del tiempo son las que rara vez o nunca salen a hacer un buen ejercicio. Piénsalo de esta manera, las pocas veces que has ido al gimnasio y has hecho un buen ejercicio, ¿cómo te has sentido? La mayoría de la gente dirá que se sintió bien y que estaba feliz y en una pequeña nube para el resto del día. Pues bien, si se somete a un buen programa de ejercicios, podrá sentirse así todo el tiempo. En general, tu estado de ánimo empezará a mejorar. Si usted tiene depresión, puede ser capaz de curarla con un buen programa de ejercicios. Incluso si no sufre un trastorno del estado de ánimo, puede beneficiarse de la mejora del estado de ánimo que supone un buen programa de ejercicios.

Digestión

Para muchos de los que sufren de problemas con sus tractos digestivos, un buen programa de ejercicio es capaz de ayudar con esto. Usted debe conseguir en por lo menos cinco días de la actividad moderada por 30 minutos en cada día para ver algunas de estas grandes ventajas en su sistema digestivo en ninguna hora.

Confianza en sí mismo

Para muchos, la forma en que se ven y se sienten puede determinar la confianza que tienen en sí mismos. Cuando empiezan a hacer un programa de ejercicios y comienzan a perder peso, además de obtener todos los grandes beneficios para la salud que se enumeran más arriba, se van a sentir un poco mejor y usted notará un gran aumento en la cantidad de confianza en sí mismos que están sintiendo. Comenzará a gustarle su aspecto y querrá lucirlo. Sólo unos minutos de ejercicio al día pueden hacer que esto se convierta en una realidad.

Conclusión:

Si está tratando de añadir más plantas a su dieta omnívora o pescatariana o está tratando de considerar una paleta de plantas más densas en nutrientes en una dieta vegetariana o vegana, trate de incorporar más alimentos enteros y productos crudos, que no hayan sido desnaturalizados por el calor y la temperatura. He aquí algunas formas de empezar:

- Mezcla más verduras en sopas, guisos y currys o añádelas con fruta para un batido de desayuno o un tentempié saludable.

- Añade 1 ó 2 verduras más a tus sándwiches, salteados y platos de pasta o prepara una ensalada de jardín como acompañamiento de tus comidas principales.

- Opta por la fruta fresca con mantequilla de frutos secos, como la de almendras o la de cacahuete, que aporta el número completo de macronutrientes como tentempié para llevar a cabo durante el día como impulso energético.

- Opte por un zumo de frutas y/o verduras prensadas en frío con al menos 3 ingredientes diferentes en lugar de una taza de café o cafeína

- Añadir más verduras a su desayuno a primera hora de la mañana, como espinacas, tomates y champiñones a una tortilla o revuelto, le ayudará a obtener fácilmente más plantas a primera hora del día.

Es importante tener en cuenta que las altas temperaturas de cocción y el procesamiento excesivo de muchas verduras y frutas pueden desnaturalizar y eliminar los beneficios para la salud de su perfil de nutrientes. Una vez a la semana, pruebe una dieta cruda en la que incorpore al menos una comida o un zumo con todas las verduras y frutas crudas. Las ensaladas en espiral, los palitos de verduras frescas, las ensaladas de frutas frescas y los zumos prensados en frío pueden permitirle incorporar más frutas y verduras sin sacrificar texturas, sabores, vitaminas y minerales. Tenga en cuenta que no todas las verduras pueden consumirse crudas: las que contienen almidones, como las patatas, la mayoría de las variedades de calabaza, la batata y el taro, no pueden consumirse crudas, ya que el intestino no puede descomponer los almidones pesados. Muchas verduras de hoja verde pueden consumirse crudas, como las espinacas, la col rizada y la rúcula, pero otras, como las acelgas, las hojas de mostaza y el brócoli, pueden tener un sabor menos amargo si se fríen o hierven. Tenga en cuenta que el volumen de las verduras también disminuye cuando se hierven, por lo que puede parecer que necesita consumir más verduras cocidas para sentirse más lleno. La mayoría de las legumbres son muy poco digeribles sin cocinarlas. Sin embargo, puede optar por germinar muchas semillas de legumbres como las de girasol, las judías mungo, las de rábano y las de brócoli. Éstas pueden usarse para adornar ensaladas y sopas con muchos beneficios para la salud y propiedades antiinflamatorias. Si alguna vez tiene antojo de productos animales, busque estas alternativas saludables basadas en plantas:

- Levadura nutricional en lugar de queso parmesano

- Tocino de coco en lugar de tocino de cerdo

- Tofu extra firme en lugar de pechugas de pollo

- Coliflor asada en lugar de alitas de pollo

- Salsa de anacardos en lugar de queso crema

- Batido de coco en lugar de nata montada

- Tapones de champiñones Portobello en lugar de filete de ternera

La levadura nutricional tiene una textura de nuez, pero no contiene ningún subproducto lácteo. Tampoco es un producto de levadura tradicional que se utilice en la repostería o en la elaboración de cerveza, ya que está destinado a ser consumido como producto alimenticio. Busque la levadura nutricional fortificada, a la que se añaden vitaminas en el proceso de fabricación. Una cucharada de levadura nutricional contiene los nueve aminoácidos esenciales como proteína completa necesaria para el consumo humano. También contiene muchas vitaminas del grupo B y minerales como el selenio, el zinc y el manganeso. La levadura nutricional es muy beneficiosa para la salud intestinal, ya que combate la inflamación en los intestinos y elimina las toxinas de ciertos productos alimenticios.

El tocino de coco no contiene ningún subproducto cárnico, pero es una alternativa crujiente al tocino de cerdo, muy procesado y graso. Se elabora secando trozos de pulpa de coco. Sigue teniendo un alto contenido en fibra y proteínas, pero también contiene grasas poliinsaturadas y monosaturadas que ayudan a aumentar el colesterol bueno HDL, a diferencia del tocino de cerdo, que contiene muchas grasas saturadas y puede aumentar el colesterol malo LDL.

El tofu extrafuerte puede soportar altas temperaturas de cocción o puede consumirse crudo después de la fermentación. Se puede desmenuzar o cortar en filetes y ofrece una textura masticable con un perfil proteico elevado, comparable al de las pechugas de pollo. También tiene un sabor neutro y puede absorber la humedad y diferentes condimentos y líquidos para mejorar su perfil de sabor.

La coliflor se ha utilizado habitualmente para sustituir a las alitas de pollo en los menús de los restaurantes. La textura de la coliflor, cuando se asa, es ligeramente de nuez y muy crujiente por fuera, mientras que el interior tiende a ser suave y masticable como las alas de pollo. La coliflor tiene un perfil muy denso en nutrientes, con una gran cantidad de proteínas, fibra, vitamina C y vitamina K, que ayuda a la circulación sanguínea y al sistema inmunitario. Como su sabor es tan neutro, puede tomar muchas salsas, condimentos y aderezos - ¡puede usar sus condimentos favoritos para las alitas de pollo como lo haría para la coliflor!

La salsa de anacardos tiene una consistencia sorprendentemente cremosa debido a su alto contenido en grasas saludables. Utilizando una proporción de volumen de 1:3, anacardos por agua, puedes remojar los anacardos durante la noche y mezclarlos para crear esta versátil salsa sin lácteos, ¡sin aditivos ni estabilizadores! Se puede utilizar tanto para postres como para platos salados y se puede guardar en la nevera durante unas semanas. Puedes añadir cualquier cosa, desde pimentón, curry en polvo, comino, cúrcuma o chile en polvo para dar sabor a esta salsa. El batido de coco se hace con leche de coco, mezclada a fuego alto durante unos minutos para que la consistencia líquida se espese.

Puede optar por endulzar el batido de coco con sirope de arce y nuez moscada. Tiene una textura muy cremosa sin sacrificar ninguno de sus beneficios para la salud, como el aporte de vitamina E y fibra. Se puede añadir a los bocadillos de fruta y a los postres, en lugar de la nata montada artificial que tiene un alto contenido en grasas trans. Los champiñones Portobello son muy sabrosos con un perfil terroso y umami, que es como la carne sin ningún subproducto animal. Es denso y tiene la capacidad de retener una gran cantidad de sabores, salsas y condimentos que se le añaden. Se puede hornear, saltear o hervir en sopas y añadirá una rica textura. Tiene muchos minerales diferentes, como el selenio, el cobre y las vitaminas del grupo B, que aportan muchos beneficios antiinflamatorios.

CPSIA information can be obtained
at www.ICGtesting.com
Printed in the USA
BVHW062211280321
603623BV00002B/133